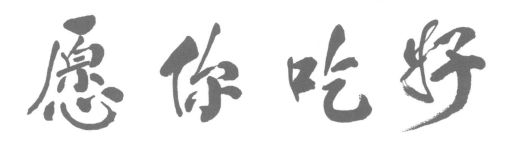

愿你吃好

漫话从田园到舌尖的科学（中）

邓享棋　尹　杰　印遇龙◎编著

有品：袁隆平等七位院士指导
有用：百名权威专家精准解析
有趣：故事场景互动沉浸体验

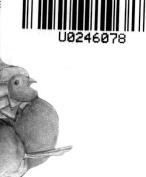

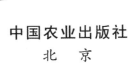

中国农业出版社
北　京

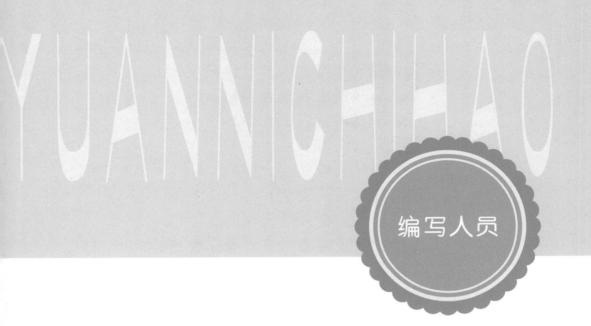

YUANNICHIHAO

编写人员

主　　编　邓享棋（湖南省农业农村厅）

尹　杰（湖南农业大学）

印遇龙（中国工程院院士　中国科学院亚热带
农业生态研究所）

副 主 编　贺　喜（湖南农业大学）

宋　武（湖南省畜牧兽医研究所）

彭英林（湖南省畜牧兽医研究所）

何业春（湖南湘佳牧业股份有限公司）

冯　浩（湖南师范大学）

杨焕胜（湖南师范大学）

刘莹莹（湖南省畜牧兽医研究所）

蒋子云（湖南广播电视台）

参　　编　谭支良（中国科学院亚热带农业生态研究所）

肖光明（湖南省畜牧水产事务中心）

宋　锐（湖南省水产科学研究所）

李宗军（湖南农业大学）

方热军（湖南农业大学）

王远亮（湖南农业大学）

王　华（湖南农业大学）

刘　臻（长沙大学）

张海涵（湖南农业大学）

李金龙（湖南省水产科学研究所）

李垂元（湖南黑马生态农业有限公司）

彭　瑛（湖南开放大学）

李华丽（湖南省畜牧兽医研究所）

胡美娜（湖南生物机电职业技术学院）

陈尔曼（株洲市动物疫病预防控制中心）

伍国强（浏阳市动物疫病预防控制中心）

石翔宇（湖南省蜂业协会）

李艳群（中南大学湘雅二医院）

邹艳辉（湖南省肿瘤医院）

刘筱英（湖南省儿童医院）

张孟喜（中南大学湘雅二医院）

鲁　琼（中南大学湘雅二医院）

王玉林（中南大学湘雅二医院）

欧尽南（中南大学湘雅二医院）

袁　婷（中南大学湘雅二医院）

李文英（中南大学湘雅二医院）

邓霞美（湖南化工职业技术学院）

邓霞丽（湖南食品药品职业学院）

法律顾问　刘剑忠（湖南师范大学）

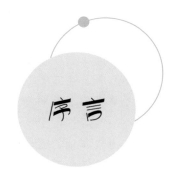

中华饮食文化博大精深，与吃有关的俗语比比皆是，例如，"民以食为天，食以安为先。""千事万事，吃是大事。""饮食不节，杀人顷刻。""一日三餐，稳如泰山。"……

这些俗语朗朗上口，通俗易懂，内涵丰富，凝结着中国人对"吃"的热爱和智慧，告诉人们饮食有节、讲究科学的道理，所以千百年来流传不衰。

近年来，科技日新月异，粮油、畜禽等重要农产品、新鲜蔬果、加工食品越来越丰富，全世界水果品种有 10 000 多种，鱼类有 32 000 多种，我国蔬菜有 200 多种，日常使用的中药材有 500 种左右。这使我们的舌尖"先生"面临一个新问题——在享受更多味觉新体验的同时，如何吃得更科学？

可喜的是，田间地头的植物病虫草害防控、农场里的动物疫病防控以及健康养殖、田园里的新鲜农产品、厨房里的食材、车间里的加工食品，样样都有人研究，事事都有人牵挂。然而从社会公众到科技领域、从生产到消费的认知误区很多。当科学知识的需求得不到及时的满足，人们陷入了关于"吃"的困境，于是谣言大行其道。近年来，食品安全领域成为网络谣言的重灾区。有数据显示，网络谣言中"舌尖上的谣言"占 45%。这些谣言加剧了人们对食品安全的担忧，甚至引起民众恐慌。

要实现"吃好"这个目标，提高公众科学素养是关键。只有科技进步与公众科学素养同步提高，才能打通科学融入生活的"最后一公里"。可以毫不夸张地说："吃"是一门技术活。

你眼前这套从田间地头"走出来"的《愿你吃好：漫话从田园到舌尖的科学》丛书，就能帮助你解决对"吃"的各种问题。它不仅能带给你阅读的乐趣，还能够给你带来实用的惊喜。与同类型的图书相比，该丛书有以下三个特点：

"你信得过"——袁隆平、官春云、邹学校、刘少军、刘仲华、柏连阳等中国工程院院士提供了"院士导语"。印遇龙、单杨等中国工程院院士亲自编著、主审。100多位把"论文写在大地上"的农业科技专家以及大农业、大健康领域的科普专家反复审核内容。

"你用得上"——从种植、养殖的"田园"源头,全景呈现与"舌尖"有关的粮、油、蔬菜、肉、奶、鱼、禽、果、茶、食膳等十个方面的饮食科学,坚持极简主义风格,只告诉你需要知道的。本套书既适用于老、中、青、少、幼全年龄段人群,特别是中老年、家庭主妇、中小学生等阅读,以增长科普知识、优化饮食生活方式,助力健康生活;又适用于涉农企业、餐饮企业、农业创业者阅读;也适用于科普基地、研学企业、科研院所、教育机构、中小学校、科技工作者协会、科普作家协会等推荐阅读,丰富科普内容。

"你读得懂"——全书紧扣读者关切的内容,构思独特、形式新颖,以故事为引子,以人物角色、场景对话形式贯穿主题。首先,读者可以参与互动,做一套"自测试卷",评定自己的科普知识层次。然后,加入"愿你吃好"游学团,进入科普基地,沉浸式观摩学习。在每一个科普基地游学完后,读者通过"极简操作卡""极简辨别卡""极简表格",迅速掌握生活必备的"干货"内容,在娱乐式阅读中轻松提升健康素养。

润物细无声。好习惯的养成,非一朝一夕。与其碎片化地去了解饮食知识,还不如花点时间,通读一套权威读本。

唯愿你吃好!

编　者
2022 年 5 月

人物档案

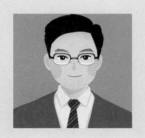

蔬东坡　某农业科研单位二级研究员，一名农业多学科交叉型科研专家、热心公益事业的科普志愿者。

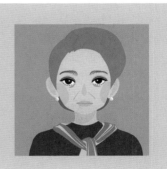

茶茗媛　蔬东坡的母亲，一名病后"心有余悸"而痴迷健康饮食知识的退休职工。

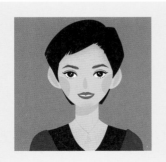

鱼美鲜　蔬东坡的妻子，一名在老公眼里"贤惠"得"四不会"的牙医。

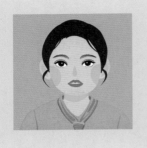

果香秀 蔬东坡的同学，一名别名叫"胖子还爱吃"的微生物学博士。

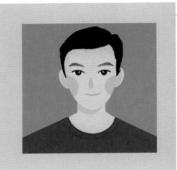

油不腻 蔬东坡的发小，一名看上去"很懂吃"实则不懂吃的连锁餐馆老板。

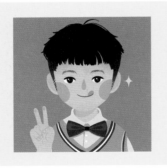

米小颜 油不腻的儿子，一个对农业充满好奇但有点偏食的小学生。

"愿你吃好" 游学团诞生记

一

"你炒的猪肉怎么总是有股烧焦的味道呢？这可是我最喜欢的宁乡花猪肉啊！你连最常见的猪肉都不会弄，浪费我的原材料了！"

"我觉得是这样弄的啊！"

"你是怎么做的呢？"

"用热水浸泡一会儿，然后清洗，放入热油中炒到发黄！"

"原来如此，你这是懒人做法，根本无法吃呢！"

"那到底如何才是科学的做法呢？"

"猪肉烹调前不要用热水清洗，因为猪肉中含有一种肌溶蛋白的物质，在 15℃以上的水中易溶解，若用热水浸泡就会丢失很多营养，同时口味也欠佳。猪肉应煮熟，因为猪肉中有时会有寄生虫，如果生吃或烹饪不完全时，可能肝脏或脑部中会寄生有钩绦虫。猪肉属酸性食物，为保持膳食平衡，烹调时宜适量搭配些豆类和蔬菜等碱性食物，如土豆、萝卜、海带、大白菜、芋头、藕、木耳、豆腐等。"

有这样一对夫妻，为了吃的问题，隔三岔五就要发生争辩，有的时候还因为一方控制不住情绪而发生激烈的"宫斗"，这就是他们的日常。

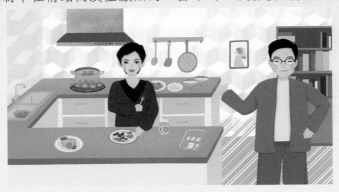

二

丈夫爱好写诗，也热爱美食，向往"自笑平生为口忙"的宋代大诗人苏东坡的诗意人生，喜欢自比苏东坡，又因为他主要研究从"田园"到"舌尖"的学问，所以人称"蔬东坡"。

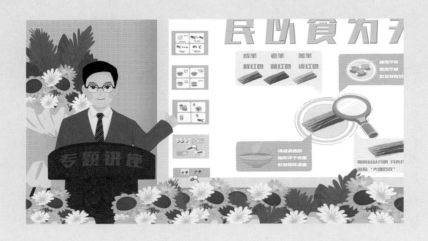

他有过"惨痛前科"。因从小就用力横刷牙齿，五颗大牙被刷缺，牙神经暴露，十八岁高考那年，忍着突发的牙疼完成了高考，后来，不得不补牙、根管治疗、拔牙、种牙……是绞心的牙痛与高额的治疗费教会了他刷牙。此后，他从一个极端走向了另一个极端——非常自律：吃什么菜要按二十四节气讲宜忌、叶菜要焯一下生吃、一口饭要咀嚼二十多下、每个月都要读一本科普书……其中，每天按时吃早餐是他最具代表性的"自律"。

妻子叫鱼美鲜，一名忙得生活中只有病人和外卖的牙医。按理说，一个牙不好的人找了一个牙医伴侣，应该叫"神仙伴侣"吧。

然而，在他眼里，她"贤惠"得"四不会"：会买衣，但不会买菜；会选穿的，但不会选吃的；会选好吃的，但不会选吃了好的；会搭配衣服，但不会搭配食物。

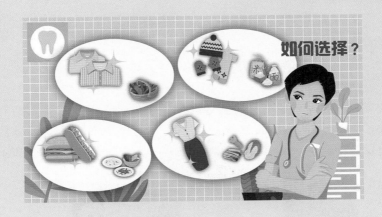

三

　　一天，蔬东坡在外做科普讲座回来，寒暄过后，母亲茶茗媛放下手中的健康科普书说："今天我下厨，做美食啊！"

　　蔬东坡看着眼前这位白发女人，喃喃自语——

　　母亲变化真大。自从前几年生了一场大病后，她开始关注饮食健康了，气色和精神状态越来越好。然而，身边很多人因为没有失去过健康，所以不懂得珍惜。为什么总是要得了病后再去补救呢？为什么不能多一点"上游思维"呢？俗话说，一分预防胜过十分治疗。这种等身体出现异常再去治疗的"下游思维"，值得反思啊。

　　人人都在吃，天天都要吃。"吃"这件事，正因为太常见，所以大众反而认为没有什么大不了的。病从口入，能不能将关注的重点前移呢？

　　蔬东坡陷入了沉思。

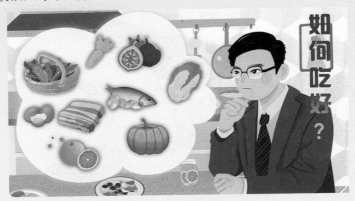

四

最近，身边的许多反面例子让蔬东坡特别揪心：

一个是他的发小油不腻——一个厨师出身的连锁餐馆老板。按理说，他应该是最懂吃的，然而有一次，他去海边度假，因为吃了太多海鲜得了急性胰腺炎，住了好几天院。还有一次，顾客在他店里吃了死螃蟹，引起过敏，他的餐馆差点关门谢客……

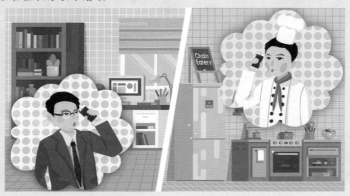

"难道你不知道食用死螃蟹可能出现组胺中毒吗？难道你不知道对组胺过敏的人吃一口死螃蟹肉就会引起过敏反应吗？不知道这些起码的常识还开什么餐馆？"蔬东坡还清晰地记得那天他训斥发小的场面。

另一个是他的老同学——果香秀，一名研究微生物学的博士，也是一名资深"吃货"。作为老同学，蔬东坡经常提醒她饮食要有节制，经常跟她分享一些健康饮食知识，但她充耳不闻。

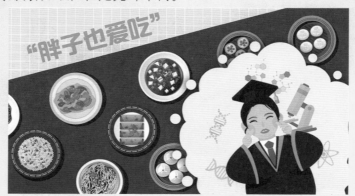

　　身边这种例子，数不胜数。这让他强烈地感到，是时候向大家科普一下"吃"这个"技术活"了。

五

　　蔬东坡坐不住了。

　　他心里嘀咕着：如何用有趣的方式，来普及有用的知识呢？对了，不如把妻子鱼美鲜、发小油不腻、老同学果香秀带到科普基地，在沉浸式体验中了解健康饮食知识吧！

　　于是，蔬东坡果断组建了"愿你吃好"游学团，带着大伙向农业科普基地出发。

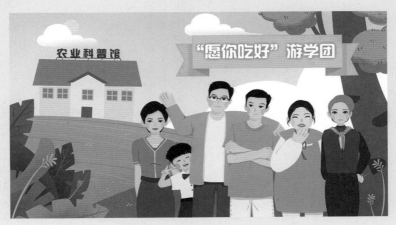

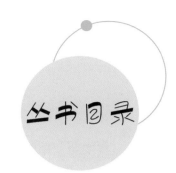

丛书目录

下卷

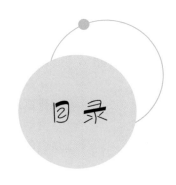

目 录

序言
人物档案
"愿你吃好"游学团诞生记

肉

1

鱼

禽

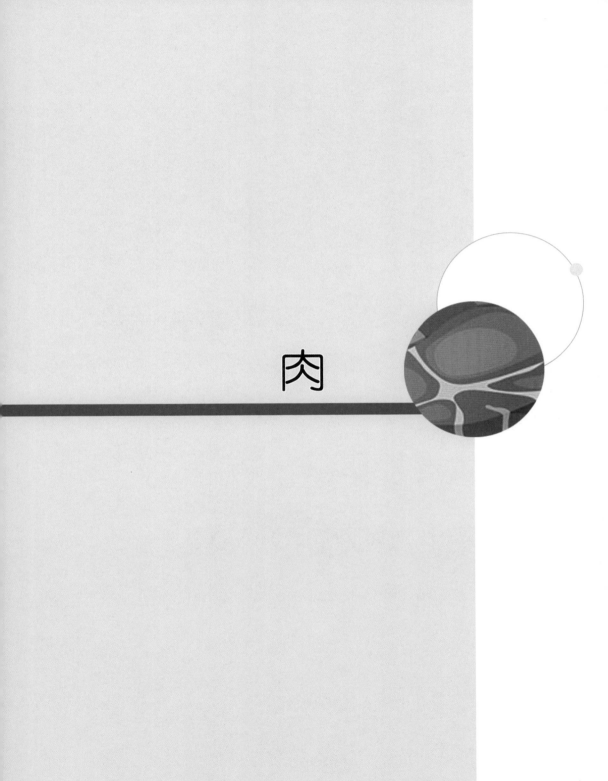

肉

愿你吃好

第五站　你吃到的是安全肉吗？
——走进生猪科普基地

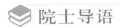 院士导语

一家煮肉四邻香

　　猪肉是中国人的至爱，关系每个"家"的健康和幸福。发明文字的古人很有智慧：房子下面有"猪"便是家。大食物观离不开猪肉，健康中国离不开猪肉，猪肉是中国人最主要的肉类食品来源，占中国城乡居民肉类总消费量的60%以上。中国人自古会养猪，近几十年来，中国的猪肉产量占全世界总量的近一半，猪肉消费量占全世界消费总量的一半以上。

　　猪肉是味道鲜美、深受百姓喜爱的肉品，既有老祖宗的对联"百菜唯有白菜甜，诸肉还是猪肉香"为证，又有苏东坡"待他自熟莫催他，火候足时他自美"的赞誉。猪肉是最健康的肉品之一，普通猪肉胆固醇含量为瘦肉80毫克/100克左右、肥肉110毫克/100克左右。

　　猪油还是全家幸福健康的必备基础油脂。中国人的传统是家家户户养猪，春节时宰年猪、炼猪油，平时将猪油与植物油搭配食用，这一良好的膳食用油习惯护佑华夏子孙五千年。猪油不仅口感好，还在世界健康食物中占据重要席位。明朝李时珍曾记载猪油"利肠胃、散宿血、润肺"等，如今湖南农业大学"猪与人类健康创新团队"的最新研究发现：猪油与植物油搭配食用，对人体健康有益。猪可谓全身是宝，有理由相信，科学家还会有更多的关于猪与人类健康的新发现。

　　自古"猪粮安天下"，作为百姓餐桌的基础食物，猪肉的产量和质量安全关系百姓民生，关系健康中国。

愿你吃到好肉！

中国工程院院士：印遇龙

>>> 科普基地简介 <<<

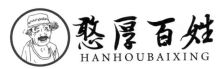

基地名称： 憨厚百姓合作社"湘约自然"生猪科普基地
基地授牌： 农业科普基地、关心下一代工作活动基地、青少年科普基地
开放形式： 接受团队预约
收费标准： 免费
二维码："愿你吃好"视频号二维码

交　　通： 搭乘"愿你吃好"游学团专车

　　眼前，生猪全自动屠宰线正在作业，讲解员介绍道："这些育肥猪听着音乐刚从养殖场过来，通过二氧化碳安乐死，然后井然有序地进入流水线……"

蔬东坡 大家现在来到的是憨厚百姓合作社"湘约自然"生猪科普基地，基地全年生猪出栏总量不低于 2 200 头，销售收入在 1 200 万元以上。在这里，通过参加集知识性、趣味性、体验性于一体的活动，大家可以了解更多关于猪肉的知识。

蔬东坡 在正式进入游学第五站前，我先要给大家画个像。请大家做完以下自测题，看看你掌握了多少猪肉科普知识。

>>> 猪肉科普知识自测试卷 <<<

答题人： _____　　　　**得分：** _____

1. 俗话说："鱼要吃跳，猪要吃叫。"对吗？（　）
2. 冻肉可以放入热水、微波炉中解冻，对吗？（　）
3. 新鲜肉又叫热鲜肉，是指屠宰不久未经任何降温处理的肉，对吗？（　）
4. 从营养保健角度来说，猪肉以炖、煮、蒸为好，炸和烤最差，对吗？（　）
5. 猪肉烹饪前要用热水清洗，对吗？（　）
6. 猪肉皮上的检疫章色素可以食用，对吗？（　）
7. 吃猪肝越嫩越好，对吗？（　）
8. 吃猪肝对眼睛好，对吗？（　）
9. 好的骨头汤不是白花花的浓汤，而是清汤，对吗？（　）

扫一扫，对照答案，看看你能得多少分吧。

>>> 知识问答社区 <<<

肉类全视角

米小颜 平常见到的肉，主要有红色和白色的，什么是红肉，什么是白肉呢？

蔬东坡 红肉指的是烹饪前呈红色的肉，绝大部分哺乳动物的肉都是红肉。红肉的颜色源于哺乳动物肉中含有的肌红蛋白。不同动物肌肉中的肌红蛋白含量不同，从而呈现不同的颜色。肌红蛋白是携带氧的球蛋白，肌红蛋白含量高，与氧结合后呈鲜红色，从而使肉呈红色，如牛肉、羊肉、猪肉、鹿肉、兔肉等都属于红肉。而鱼肉等含肌红蛋白相对较少，颜色较淡，因而属于白肉。

果香秀　第一次听说肌红蛋白，那什么是肌红蛋白呢？

蔬东坡　肌纤维可以分成红肌和白肌两种，造成这种差别的原因是不同动物肉中的肌红蛋白含量不同，肌红蛋白是携带氧气的主要的呈色物质，肌红蛋白分为红肌和白肌，红肌主要来源是生物体内的脂肪和氧气，通过脂肪和氧气获取能量，提供持久的发力，不断地提供能量。而白肌的主要来源是生物体内的肝糖原和氧气并能进行短时间的无氧呼吸，是为了让生物快速地拥有能量，提供迅速的发力。

油不腻　为什么猪牛羊肉的瘦肉是红色的,鸡肉是粉色的,而鱼肉是白色呢?

蔬东坡　刚才说过，由于肌红蛋白含量的不同，肉呈现不同的颜色。动物肉的颜色差异，反映了这块肌肉是持久发力还是迅速发力。由于牛羊长时间站立，其身体的肌肉经过不断锻炼，产生了很多的肌红蛋白，肉里含有比较高的红肌纤维比例，所以是偏红色的，牛肉尤甚。鸡由于体重较轻，肌肉用力很少，但属于持续发力，所以大部分呈粉色，尤其是鸡胸脯最为明显。鱼由于生活在水中，不需要肌肉持续发力提供能量，只有游动的时候才需要肌肉快速发力，所以白肌较多。不过金枪鱼是个例外，由于其长时间游动迁徙，所以红肌比较多。

果香秀　什么是新鲜肉呢？新鲜肉有什么特点？

蔬东坡　新鲜肉又叫热鲜肉，是指屠宰不久未经任何降温处理的肉。这类肉在常温下运输和销售，后熟所需时间比较短。在运输、销售过程中，热鲜肉会受到多方面的污染，容易繁殖大量微生物，保质期较短。

米小颜　后熟是什么意思呢？

蔬东坡　后熟，即在肉中酶类的作用下，肉类蛋白质分解，脂肪氧化，

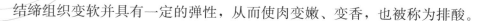

结缔组织变软并具有一定的弹性，从而使肉变嫩、变香，也被称为排酸。

鱼美鲜 什么是冷鲜肉呢？冷鲜肉有什么特点？相比新鲜肉，冷鲜肉更安全、卫生吗？

蔬东坡 冷鲜肉也叫冷却肉，是指严格执行检疫制度，将屠宰后的胴体迅速进行冷却处理，使胴体温度降为 $0～4℃$，并在后续的加工、流通和分销过程中始终保持在该温度范围内的生鲜肉。冷鲜肉的主要优点是 $0～4℃$贮藏，肉品经过后成熟工艺处理，味道更鲜美。由于在运输、销售过程中始终保持低温，有效抑制了微生物的生长繁殖，所以冷鲜肉的保质期得以延长，比新鲜肉更安全、卫生。

油不腻 是不是超市里销售的都是冷鲜肉？

蔬东坡 不一定。有的超市销售柜台的温度没有保持在 $0～4℃$，部分低温细菌如荧光杆菌、李斯特细菌还是能快速繁殖，细菌污染指数高。因此，肉最好当天买当天吃，冷藏条件下其保质期不超过三天，多购时还是要放进冰箱冷冻室。

鱼美鲜 什么是冰鲜肉？什么是冷冻肉？

蔬东坡 冰鲜肉通常是指处于 $0～1℃$ 状态下的鲜肉，肉内水分处于结冰的临界点。冷冻肉则是宰后的肉经过排酸成熟后，先放入 $-28℃$ 以下的冷库中冻结（肉的中心温度低于 $-15℃$），然后在 $-18℃$ 环境下冷藏的肉。随着科技进步，现在高端肉品采用速冻工艺，快速跨过细胞冰点 $-5℃$，没有冰晶形成，肉品中的细胞膜没有被破坏，保持完整性，解冻后肉品的细胞仍具有活力，新鲜如初。

茶茗媛 俗话说："鱼要吃跳，猪要吃叫。"对吗？

蔬东坡 动物屠宰后，肌肉中肌糖原分解产生乳酸，乳酸使肉品中 pH 由 7.2 下降至 $5.3～5.7$，同时肉品大量的理化变化，生成特殊的滋味和气味，pH 再上升至 6.5 左右，这一由"肌肉"转化为"肉"的过程称为肉品的成熟。俗话说："鱼要吃跳，猪要吃叫。"因为多数水产品成熟快、易腐败，所以"鱼要吃跳"是对的。特别是虾、鳝鱼和蟹等水产品不仅成熟快，而且极易腐败变质。而猪肉、牛肉和羊肉的成熟与温度有关。在－18℃条件下，猪肉成熟期为 15 天左右，牛肉、羊肉约为 30 天；在 4℃条件下，猪肉成熟期为 4～5 天，牛肉、羊肉为 6～9 天；在常温条件下，还没等到肉品成熟，细菌早已大量繁殖。肉品成熟后，肉嫩多汁，味道更鲜美。目前，欧美发达国家已淘汰了新鲜肉，大力倡导冷鲜肉和冰鲜肉。

果香秀 冻肉怎么解冻最好呢？

蔬东坡 冻肉最好的解冻方法有两种：一是提前 3～4 小时将冻肉放置于冰箱上层的冷藏区使其自然解冻，这样既节电，又方便将肉品切片或切丝；二是如果需要快速解冻，可以将肉放在流水中（水温最好在 10℃左右）解冻。用上述方法解冻，既可以避免肌纤维的汁液迅速融化流失，保持肉食品新鲜，又可以避免大量失去风味物质和蛋白质，使肉类食品保持原有的色、香、味。切忌将冻肉放入热水、微波炉中解冻。

鱼美鲜 动物肝脏到底能不能吃？怎么吃才科学？选购时要注意什么？

蔬东坡 动物肝脏富含蛋白质、脂肪、维生素等人体必需的营养物质，平时适量地吃有助于为身体补充维生素 A、铁、维生素 B_{12} 等物质。然而，由于肝脏是主要的代谢和解毒器官，许多毒素都会沉积在里面，而且难以清洗干净，若把其中的毒素吃进身体会对身体健康不利。此外，动物肝脏内胆固醇含量较高，多吃的话可能会导致胆固醇摄入量过高，诱发心血管疾病。

因此，食用肝脏时要注意控制摄入量，每周食用猪肝量达到 200 克就能满足身体对维生素 A 的需求。在食用动物肝脏时，最好少吃肥肉、奶油等饱和脂肪酸含量较高的食物。

在选购时，要选择红褐色、表面光滑、质地柔软的动物肝脏，如果稍微用力指甲就能插入其中，一般可放心购买。食用前，用水彻底冲洗，再浸泡半小时左右。煮动物肝脏时，一定要确保肝脏完全变成灰色。

油不腻 肉及肉制品中常见的食品安全危害因素有哪些呢？

蔬东坡 主要有三类危害因素：一是化学污染物，主要指来自环境的重金属污染、兽药残留以及来自饲料的农药残留。二是生物污染物，主要指食

9

源性有害微生物及生物毒素（包括通过食物链转移的真菌毒素和细菌毒素等）。三是肉制品中的非法添加物，主要指一些着色剂、香辛料以及养殖环节滥用的抗生素等。具有良好操作规范的养殖场及加工企业生产的产品，安全性还是值得信赖的。

茶茗媛 如何看待肉制品中的添加剂呢？

蔬东坡 大家在消费肉制品时，要注意看下产品的配料表。往往低温肉制品、料理肉制品中都有磷酸盐、亚硝酸等多种食品添加剂。对于现代食品工业而言，食品添加剂是绕不开的，消费者也不必"谈添加剂色变"。只要按照国家标准科学添加，安全性是有保障的。

鱼美鲜 肉制品中一定要添加亚硝酸盐吗？肉制品中的亚硝酸盐有哪些作用？

蔬东坡 肉制品中添加亚硝酸盐主要有两个作用：一是发色作用，即让肉制品具有鲜亮的红色。如果在农贸市场选购肉制品时，肉制品的颜色红得不够自然，就要仔细分辨一下。二是可以有效抑制肉毒梭状芽孢杆菌产生肉毒毒素，提高产品的安全性，在这个层面上，目前还没有找到更有效、更安全的替代品。按照国家标准科学添加亚硝酸盐的肉制品，是可以放心选用的。

茶茗媛 不少年轻人喜欢吃烧烤，经常吃的话对身体有什么影响吗？

蔬东坡 烧烤是一种国际上比较流行的食物加工方式，在国内很受年轻人青睐。肉食产品经过高温烤制后会产生特有的芳香，刺激人的食欲。但较长时间的高温烤制会导致肉制品中脂肪的分解和蛋白质的氧化，产生较多杂环胺、多环芳烃等化合物，这些化合物可能会作为激素或者是潜在致癌物质影响人体健康，导致上火、脸上长斑，甚至导致人体内分泌紊乱。如果是用木炭或原煤烤制的食物，则有可能带入苯并芘、硫化物等有害物质。因此，虽然烧烤好吃，但要控制食用频率。

油不腻 最近听说了预制菜，什么是预制肉制品呢？

蔬东坡 预制肉制品又称调理肉制品，是指鲜、冻畜禽肉（包括畜禽副产品）经初加工后，再经调味、腌制、滚揉、上浆、裹粉、成型、热加工等加工处理方式中的一种或数种，在低温条件下贮存、运输、销售，需烹饪后食用的非即食食品。预制肉制品有方便、快捷、营养等优点，不仅备受生产者关注，也越来越得到消费者欢迎。像常见的调味肉串、调味肉丸、速冻涮锅肉等都属于预制肉制品。

猪肉之认知

鱼美鲜 我国养殖的猪主要是哪里的品种呢？什么品种的猪肉质更好呢？

蔬东坡 我国的地方猪品种极为丰富，具有以下几大优点：繁殖力强、肉质肌纤维较细、肌肉中肌间脂肪含量较高、口感较好。但是和外国品种猪相比，也有不足之处：脂肪含量高、瘦肉率低、生长速度慢。因此，比较好的猪肉养殖模式是将我国的地方品种猪和外国品种猪杂交，肉脂兼用，其瘦肉率可达 50％～58％，生长性能不错，风味品质又佳。

油不腻 什么是品质异常肉呢？

蔬东坡 品质异常肉在检验中都按不合格肉进行处理，包括白肌肉（PSE 肉，俗称水猪肉），放血不全猪肉，白肌病猪肉，黄脂、黄脂病和黄疸猪肉，骨血素病猪肉，种猪、晚阉猪以及其他患病猪和局部病变猪的肉。品质异常肉往往表现为色泽异常、气味滋味异常（如饲料气味、药物气味、病理气味等）、红膘、黑色素异常沉着、嗜酸性粒细胞性肌炎等。

果香秀 什么是腐败变质肉呢？

蔬东坡 新鲜猪肉因为富含各类营养物质，且各类营养物质比例相对合适，所以在自然或贮藏条件不当的情况下，会因为肉中自然携带的微生物、脂肪的氧化和酸败，肉中酶的作用及气体成分等因素，导致腐败变质。

新鲜肉的腐败变质在流通环节能够通过观、嗅、摸等方法进行人工判断。新鲜肉发生腐败时，一般颜色会变暗，发展到后期变黑或变为绿色；其味道在初始变质时，会丧失原有的肉腥味，而逐渐生出臭味；触摸时，肉品原有的弹性逐渐消失，按压后弹起缓慢或不会弹起，同时肉的表面逐渐发黏。

茶茗媛 劣质猪肉的危害有哪些呢？

蔬东坡 猪肉作为最主要的肉类消费品，其安全性也是重中之重。实际经营中，一些不法分子出售如病死猪肉、注水猪肉等劣质猪肉，危害消费者的健康。病死猪在死前一般都使用过药物治疗，药物残留十分严重，而且往往含有大量致病菌和传染病源，还存在高度腐烂变质导致二次污染的可能性。注水猪肉易造成病原微生物的侵入，引发疾病，且营养成分流失严重，肉质僵硬，肉的品质严重降低。

消费者应提高肉品安全意识，不要购买私屠滥宰的肉类，选购时先要注意查看卫生防疫标志，查看肉体有无光泽、红色是否均匀、脂肪是否洁白，注意有无异味等。

油不腻 发生非洲猪瘟后，猪肉还能吃吗？

蔬东坡 非洲猪瘟是由非洲猪瘟病毒感染家猪和各种野猪（非洲野猪、欧洲野猪等）引起的一种急性、出血性、烈性传染病，属于一类动物疫病。

因为我国实行严格的生猪定点屠宰制度，生猪在屠宰前均经过官方严格的检验检疫，只有健康生猪才可以到正规屠宰场屠宰。发生非洲猪瘟后，疫点、疫区内所有生猪均被扑杀并进行深埋等无害化处理，因此，被非洲猪瘟病毒感染的生猪的猪肉不会流通到市场上。

此外，非洲猪瘟病毒只在猪与猪之间、家猪与野猪之间或者家猪（野猪）与钝缘软蜱之间传播，并不会传染给人。

再者，非洲猪瘟病毒虽然在普通环境中活性比较稳定，但在猪肉烹煮处理过程中较易失活，在 70～75℃下加热 30 分钟以上，病毒就会被杀灭。也就是说，我们日常烹饪过程中只要把猪肉煮熟、煮透（包括最中间部位温度至少达到 70℃以上），即使有病毒也会很快失去感染能力并丧失活性。

因此，尽管非洲猪瘟在我国发生，但大家通过正规渠道购买的生鲜猪肉，其安全性是有保障的。

猪肉之储存

果香秀 冰箱里的肉能够储存多久呢？

蔬东坡　目前家用冰箱可以分为三个温度区间，分别是保鲜室、冷藏室和冷冻室。对于购置的合格的冷鲜肉，如果在冰箱的保鲜室，其温度为3～5℃，可以放置三天左右。超过这个时间，猪肉一般会变质发酸，特别是在夏天，因为原冷鲜肉上微生物数量较多，更容易变坏。在冰箱的冷藏室中，温度大概仅为0～2℃，在这样的温度下猪肉可以保存七天左右。如果将猪肉放到冷冻室，温度大概为－18℃，处于冷冻状态，存放时间可以长一些，但也不要超过一年。解冻时，肉的水分会有所流失，口感较差。

猪肉之辨别

果香秀　冷冻肉的营养与新鲜肉相比是否有差别呢？

蔬东坡　冷冻肉相比于新鲜肉，细菌较少，食用比较安全。低温还减缓了肉中脂质的氧化速度，减少了醛、酮等小分子异味物的生成，并防止其对人体健康产生不利影响。但冷冻肉在加工前需要解冻，这会导致大量营养物质流失。

茶茗媛　是不是农村放养的猪比规模养殖的猪更好吃、更安全？

蔬东坡　通常人们认为，农村放养的猪吃的是纯天然的玉米、青菜、青草等，饲养周期长，而规模养殖场为了让猪长速更快，可能给猪喂的饲料中添加重金属、抗生素等，所以放养猪比规模养殖猪的肉更好吃、更安全。其实这是一种认识上的误区。

首先，放养猪饲喂的玉米、青菜、青草属于植物饲料。规模养殖场饲喂的是将玉米、豆粕、麸皮、常量元素和氨基酸、微量元素、维生素等按一定比例科学组合在一起的配合饲料。配合饲料比纯粹的植物饲料营养更全面、更均衡。其次，放养猪饲养周期长，猪肉中的肌间脂肪丰富，谷氨酸、肌苷酸等风味物质含量高。规模养殖的猪，通过改良饲料配方，可延长饲养时间，从而适当增加肌间脂肪和风味物质的含量。再次，作为食品，猪肉首先要考虑安全性和营养价值。放养猪因为食物来源不可控，猪肉中可能存在农药残留和寄生虫，加之用药不规范，食品安全和品质存在一定的风险。规模养殖猪的食物来源相对更可控，饲料的生产和营养指标也必须遵守相关法律法规，不得含

13

有激素、抗生素和其他违禁成分，因此，猪肉相对更安全、更可靠。

米小颜 野猪听起来好可怕，它有什么特点，能吃吗？

蔬东坡 野猪没有经过阉割和检疫，肉质中的纤维很粗，膻味很重。因此，野猪肉不仅不好吃，还可能携带各种病原微生物，如旋毛虫等。

果香秀 猪骨头汤和牛骨头汤哪个更有营养呢？

蔬东坡 猪骨、牛骨和羊骨等动物的骨头中含有多种对人体有益的营养物质。常喝骨头汤，能补充人体所必需的类黏朊和骨胶原等物质，有助于增强骨髓造血功能。从营养价值上来说，牛骨头汤含钙量稍高一些，比猪骨头汤对骨骼的发育更为有益。但是经常喝牛骨头汤容易上火，所以最好是两种汤交替着喝。这里要特别注意，喝汤并不能完全满足人体对钙质的需要，应该多吃其他含钙高的食物或补充钙片。

猪肉之挑选

鱼美鲜 如何识别放心肉？

蔬东坡 在动物检验检疫部门监管下屠宰上市的猪肉，无注水、无病毒感染，一般加盖了动物检疫部门的印章，可以放心食用。人们把这种肉称为放心肉。

识别放心肉最简单的方法是辨别"一证两章"（俗称"红蓝两戳儿"）：一证，就是动物检疫部门颁发的"动物产品检疫合格证明"，要求销售经营人员挂在肉案上；两章，就是印在猪肉表面的"肉检验讫"蓝色印章和写有定点屠宰场场名的红色印章，这两个印章从上到下滚动地盖在猪肉上。（有的地方也规定"两证两章"，另外一证是"肉品品质检验合格证明"。）

油不腻 如何挑选放心肉？

蔬东坡 教你四招：第一，观察肉的颜色。健康且新鲜的猪肉，瘦肉部分应该呈红色或者粉红色，有光泽，流出的液体较少。脂肪部分应该是白色或者乳白色，而且质地比较坚硬。第二，观察淋巴结。健康正常的猪肉的淋巴结较小、数量不多，而且淋巴结横切面的颜色应该是淡黄色或者偏灰色。第三，闻气味。新鲜且健康的猪肉的气味是新鲜的肉味，并且带有微微腥味，不会有其他异味和臭味。第四，看弹性。正常情况下，新鲜猪肉的弹性比较好，手指按上去产生的坑会很快弹回来，而病猪肉和不新鲜的猪肉的弹性都会下降。

果香秀 身边的朋友喜欢购买土猪肉，为什么土猪肉比养殖猪的肉香？应该怎样选择呢？

蔬东坡 土猪肉比养殖猪的肉香，这主要由猪品种、饲料和饲养方式等多种因素决定的。土猪肉的肉质更细腻柔软，这主要与其养殖周期长、吃青草粗粮、运动量比较大等有关，而且土猪肉的脂肪含量较高，自然也就有更加细嫩多汁的口感。此外，土猪肉在持水性、脂肪酸和氨基酸构成等方面也有一定的优势。养殖猪吃复合饲料，营养更全面，长肉比较快，瘦肉率高。不管是哪种猪肉，在营养和口味上都不会相差太大，而选购猪肉最重要的还是看安全性。无论是哪种猪肉，都应该选择正规厂家生产、检疫合格的猪肉。

果香秀 什么是僵尸肉？怎样鉴别呢？

蔬东坡 僵尸肉是一个网络流行词语，并非严谨的专业术语，特指在市面上流通的冷冻保存时间较长、已明显超出保质期的肉，类别范围较广。僵尸肉经过长时间的冷冻保藏，即使是在正常条件下保藏的，其食用品质也已经严重丧失。我国在2007年颁布的《中央储备肉管理办法》规定，冻猪肉原则上每年储备3轮，每轮储存4个月左右；冻牛、羊肉原则上不轮换，每轮储存8个月左右。故老百姓极少会接触到僵尸肉。

僵尸肉可以通过"一看、二捏、三闻"来鉴别：一看是看肉的颜色，僵尸肉因为经过长时间冻藏，颜色相对较深，甚至会有异色，二捏是检查肉的弹性，僵尸肉的弹性较差，有时手摸会发现黏性较大，这是由僵尸肉上微生物较多所致的，三闻是因为僵尸肉经过长时间放置，会产生一些异味，有时候为酸败味。

油不腻 到底什么样的猪肉不能购买呢？有没有便捷的辨别方法？

蔬东坡 简单来说，表面没光泽、摸起来黏手、闻起来有异味、毛根发红的猪肉千万不能购买。

米小颜 病死猪肉听起来好可怕，如何杜绝病死猪肉呢？

蔬东坡 首先，购买猪肉时应该选购品牌猪肉；其次，到正规店铺购买，买白条肉要看是否有检疫章；再者，病死猪肉存在表皮有红点、弹性较差以及有腥臭味等特点，如果有这些现象，不建议食用，尽量减少对人体健康造成的风险。

果香秀 国家肉品卫生标准有哪些？新鲜猪肉和冷冻猪肉分别有哪些标准呢？

蔬东坡 国家肉品卫生标准，对新鲜猪肉的要求为：活猪宰杀、加工后，不经过冷冻处理的肉，具有光泽，红色均匀，脂肪洁白，外表微干或微湿润，不粘手，指压凹陷后立即复原，具有猪肉固有气味，无异味；对冷冻猪肉的要求为：活猪宰杀、加工后，在≤−18℃条件下冷冻处理的肉，具有光泽，脂肪洁白无霉点，肉质紧密，有坚实感，外表及切面微湿润，不粘手，无异味。

鱼美鲜 怎样评价猪肉的品质呢？什么样的猪肉是优质猪肉呢？

蔬东坡 你这个问题很专业啊，猪肉的品质主要从安全品质、营养品质、风味品质等三个方面来评价，功能性猪肉还包括猪肉的功能品质。一是安全品质。优质猪肉首先要卫生安全，肉中不能检出激素，并且细菌、病毒等病原微生物以及重金属、农药残留必须符合国家食品安全标准。二是营养品质。猪肉中应含有丰富的蛋白质、氨基酸和维生素等营养物质。三是风味品质。肉品的气味和品尝时的滋味被统称为肉的风味，风味品质是衡量肉是否好吃的关键指标。优质猪肉肉色鲜艳、明亮，大理石纹较多，烹饪时肉质醇香，无腥、膻味等异味，品尝时味道鲜美、多汁、肉质细嫩。四是功能品质。这是指猪肉是否具有特殊的保健功能，如富含维生素 E、抗氧化性强以及胆固醇含量低等。

猪肉之烹制

茶茗媛 怎样烹制猪肉才更营养呢？

蔬东坡 猪肉的吃法繁多，烹制方法更是令人眼花缭乱。从营养角度来说，以炖、煮、蒸为好，炸制和烤制的营养价值较差。因为在炸、烤的高温下，肉的蛋白质会变性生成苯并芘等有致癌作用的化学物质，故应尽量避免炸制和烤制。煮烂的肉较易消化，蛋白质水解成氨基酸溶入汤中，汤不仅味鲜，还富有营养，而且经过4～5小时的炖煮，肉中的胆固醇含量能减少50%以上。

鱼美鲜 怎样烹制猪肉才更健康呢？

蔬东坡 烹制前不要用热水清洗猪肉，因猪肉中含有一种叫肌溶蛋白的物质，在15℃以上的水中肌溶蛋白易溶解。若用热水浸泡猪肉，会流失很多营养，同时口味也欠佳。猪肉应煮熟吃，因为猪肉中有时会有寄生虫，如果生吃或烹制不完全时，可能会感染猪肉绦虫等寄生虫和细菌等。猪肉属酸性食物，为保持膳食平衡，烹制时宜适量搭配豆类、蔬菜等碱性食物，如马铃薯、萝卜、海带、白菜、芋头、藕、木耳、豆腐等。

猪肉之食用

果香秀 猪肉的香味很诱人，那每天吃多少猪肉合适呢？

蔬东坡 目前倡导精准营养理念，我们应打造精准营养餐桌。食用猪肉每餐以50克为宜，一天以100～150克为宜。

米小颜 猪肉检疫章用的颜料可以食用吗？

蔬东坡 猪肉检疫章使用的染液符合食品级标准，主要由食品级亮蓝或栀子蓝色素、甘油、食用酒精和水配制而成，是由农业农村部门指定的机构生产的，不会对人体健康造成危害。

油不腻 为什么牛肉可以吃七八分熟的，猪肉却不可以呢？

蔬东坡 原因主要有两个：一是寄生虫问题。牛肉中的寄生虫大多不传染人，虫卵也难以在人体存活。而猪肉中的寄生虫如猪肉绦虫会寄生在人体肠道内，产卵后幼虫会穿过肠壁进入腹腔，而后寄生在腹腔、横纹肌、肾、脾、肺、心肌、舌肌、淋巴组织、眼部或脑部，引发囊虫病。眼部感染囊虫病会造成视网膜病变，严重的可能导致失明；脑部感染可能引发脑水肿，甚至死亡。二是口感问题。牛肉七八分熟，嫩度适中，口感更好，全熟时难以咀嚼；而半生的猪肉会有腥味，还是全熟比较香。

茶茗媛 吃猪肝越嫩越好吗？

蔬东坡 猪肝做得太熟不好吃，所以很多人习惯把猪肝煮得较嫩一些。但猪肝是解毒器官，如果没做熟，可能存在一些病原微生物，因此还是建议煮熟了吃。而且猪肝最好现做现吃，吃的同时最好多吃些利于脂肪代谢的绿叶菜，以及含胡萝卜素的蔬菜，如胡萝卜、番茄等。猪肝中维生素 A 的含量高，维生素 A 不易从体内排出，因此猪肝并不是吃得越多越好。猪肝中胆固醇含量高，建议每天吃猪肝 15 克左右，也就是大约一口。

油不腻 好的骨头汤要是白色的吗？

蔬东坡 好的骨汤不是白花花的浓汤，而是清汤。熬制清汤的方法是：将骨头放入凉水中浸泡两三个小时，滴入几滴新鲜的柠檬汁，这有助于去腥；骨头冷水下锅，利于内外均匀受热，如果水开下锅，肉的表面构造迅速改变，导致受热不均；以文火熬制两三个小时，直至肉质松软，再放盐调味，千万不能让汤过于沸腾，否则不利于形成规律的纳米颗粒。如今市场上有很多可以精准控制温度的汤锅，以 90℃ 左右的温度煲汤，汤的品质相对更高。

猪肉加工及其制品

果香秀 什么是腊肉？食用腊肉是否存在安全隐患？

蔬东坡 腊肉指肉经腌制后再经过烘烤（或日光下曝晒）而制成的加工品。腊肉的防腐能力强，能延长保存时间，并增添特有的风味，广受人们喜爱。但是，腊肉在制作过程中营养损失多，较鲜肉和冷冻肉营养价值低。此外，腊肉中的钠含量超过一般猪肉平均钠含量的十几倍，长期大量进食腊肉无形中造成盐分摄入过多，影响身体健康。同时，腊肉中含有大量亚硝酸盐，可能产生致癌物质亚硝胺。

茶茗媛 烟熏腊肉吃了致癌吗？

蔬东坡 大部分腊肉是通过"盐腌＋烟熏"的方法制作出来的，亚硝胺、亚硝酰胺和苯并芘等致癌物质含量严重超标，这些物质如果达到一定剂量，会产生一定致癌风险。因此，烟熏腊肉要尽量少吃，且在食用之前务必彻底清洗。另外，吃腊肉可选择风吹肉，它不含苯并芘，亚硝胺和亚硝酰胺含量也比烟熏腊肉低得多，相对安全、健康一些。

鱼美鲜 什么是生猪副产品？食用生猪副产品是否存在安全隐患？

蔬东坡 通常意义上的生猪副产品，即民间俗称的"猪下水"，仅指净化粪便后的猪体内的可食用部位。广义上的生猪副产品包括猪头、猪尾、猪的四肢、猪血、猪皮、猪鬃、猪肠衣以及猪的心、肝、脾、肺、肾等器官，其中有些部位是不能食用的。

其实，在畜禽生长过程中，饲料中存在的重金属或其他有毒物质会在畜禽内脏中蓄积，或者因为内脏降解有毒有害物质而产生一些非营养物质。整体而言，生猪副产品的食用安全性较肌肉组织低，但生猪副产品在食用时可以提供特有的色、香、味、形，因而受到人们喜爱。

果香秀 什么是培养肉？

蔬东坡 培养肉，也称合成肉、试管肉、实验室培养肉或"净"肉，也是一种真肉。这是随着现代生物技术的发展，科学家利用动物干细胞培养出的与天然肉类似的肉。最先发明这种技术的科学家是荷兰马斯特里赫特大学的马克·波斯特教授。尽管已有相关公司开始生产此类肉，但因其制造成本高昂，目前不适合进行大规模生产。

培养肉不同于市面上常见的人造肉。市面上常见的人造肉是指大豆蛋白肉，主要含大豆蛋白和少量的脂肪，其实质是人类利用现代食品加工技术，模仿肉的色、香、味而生产的一种豆制品。

蔬东坡 至此，咱们"愿你吃好"游学团完成了生猪科普基地的学习，晚上回去后再消化一下，变成自己的知识哦。为了便于大家掌握并运用今天所学的知识，我设计了"极简操作卡"和"极简表格"，里面记录了部分重点内容。下面，有请米小颜为大家发放"极简操作卡"和"极简表格"。

极简操作卡

1. 冰冻肉解冻，记住两法

自然解冻法：提前 3～4 小时将冻肉放置于冰箱上层的冷藏区解冻。

快速解冻法：放在流水中（水温最好在 10℃ 左右）解冻。

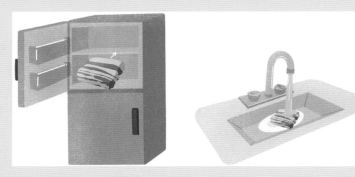

2. 烹制猪肉，记住酸碱搭配

猪肉属酸性食物，为保持膳食平衡，烹制时宜适量搭配些豆类、蔬菜等碱性食物，如马铃薯、萝卜、海带、白菜、芋头、藕、木耳、豆腐等。

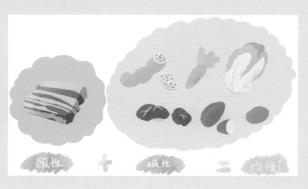

3. 吃猪肉，要限量

目前全世界均倡导精准营养理念，我们应打造精准营养餐桌。成年人吃猪肉以每餐 50 克为宜，一天以 100～150 克为宜。（如果每口吃 15 克，大约吃多少口？自己算一算吧。）

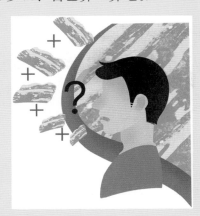

4. 选购动物肝脏，记住一看、二摸、三掐

一看，颜色要呈红褐色；二摸，摸上去质地光滑，柔软又嫩滑；三掐，稍微用力指甲就能插入其中。这样的动物肝脏才可放心购买。

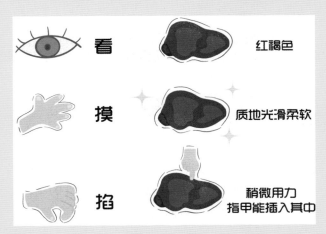

5. 烹煮动物肝脏，记住三步

第一步，用水彻底冲洗；第二步，浸泡半小时左右；第三步，煮动物肝脏时，一定要确保肝脏完全变成灰色。

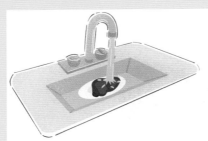

第一步：用水彻底冲洗

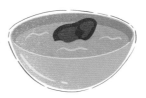

第二步：浸泡半小时左右

第三步：煮动物肝脏时，
一定要确保肝脏完全变成灰色

6. 挑选放心肉，记住看、察、闻、按

第一，看颜色。健康且新鲜的猪肉，瘦肉部分应该呈红色或者粉红色，有光泽，流出的液体较少。脂肪部分应该是白色或者乳白色，而且质地比较坚硬。第二，观察淋巴结。健康正常的猪肉的淋巴结较小、数量不多，而且淋巴结横切面的颜色应该是淡黄色或者偏灰色。第三，闻气味。新鲜且健康的猪肉的气味是新鲜的肉味，并且带有微

微腥味，不会有其他异味和臭味。第四，看弹性。正常情况下，新鲜猪肉的弹性比较好，手指按上去产生的坑会很快弹回来，而病猪和不新鲜的猪肉的弹性都会下降。

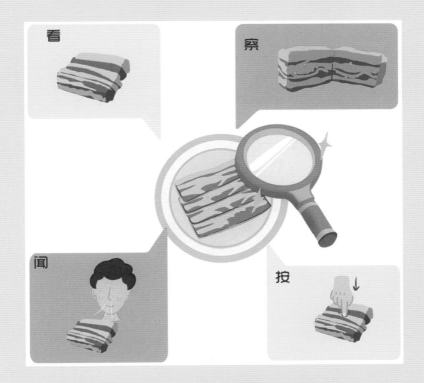

7. 五步熬制骨头清汤

第一步，将骨头放入凉水中浸泡两三个小时；第二步，滴入几滴新鲜的柠檬汁（去腥）；第三步，骨头冷水下锅（利于内外均匀受热，相反，如果水开才下锅，肉的表面构造迅速改变，导致受热不均）；第四步，以文火熬制两三个小时，直至肉质松软；第五步，放盐调味。注意：千万不能让汤过于沸腾，否则不利于形成规律的纳米颗粒。

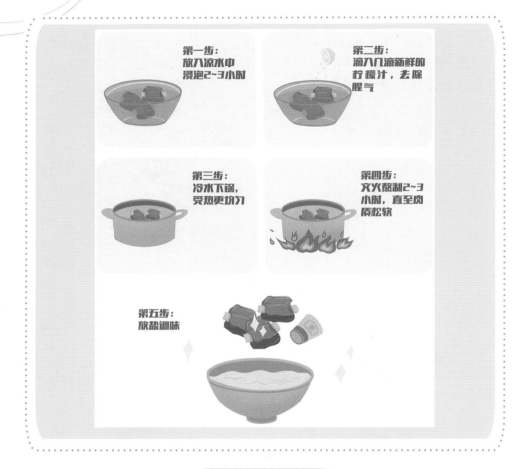

第一步：
放入凉水中
浸泡2~3小时

第二步：
滴入几滴新鲜的
柠檬汁，去除
腥气

第三步：
冷水下锅，
受热更均匀

第四步：
文火熬制2~3
小时，直至肉
质松软

第五步：
放盐调味

极 简 表 格

挑选放心肉的方法

操作步骤	健康且新鲜的猪肉	病猪和不新鲜的猪肉
观察肉的颜色	瘦肉部分应该呈红色或者粉红色，有光泽，流出的液体较少。脂肪部分应该是白色或者乳白色，而且质地比较坚硬	毛根发红
观察淋巴结	健康正常的猪肉的淋巴结较小、数量不多，而且淋巴结横切面的颜色应该是淡黄色或者偏灰色	淋巴结表面没光泽

（续）

操作步骤	健康且新鲜的猪肉	病猪和不新鲜的猪肉
闻气味	新鲜的肉味，并且带有微微腥味，不会有其他异味和臭味	闻起来有异味
看弹性	弹性比较好，手指按上去产生的坑会很快弹回来	摸起来发黏，没弹性

猪肉的类型和特点

类型	特点
新鲜肉	又叫热鲜肉，是指屠宰不久未经任何降温处理的肉。这类肉在常温下运输和销售，后熟所需时间比较短。在运输、销售过程中，热鲜肉会受到多方面的污染，容易繁殖大量微生物，保质期较短
冷鲜肉	也叫冷却肉，是指严格执行检疫制度，将屠宰后的胴体迅速进行冷却处理，使胴体温度降为 $0\sim4℃$，并在后续的加工、流通和分销过程中始终保持在该温度范围内的生鲜肉。冷鲜肉的主要优点是 $0\sim4℃$ 贮藏，肉品经过后成熟工艺处理，味道更鲜美。由于在运输、销售过程中始终保持低温，有效抑制了微生物的生长繁殖，所以冷鲜肉的保质期得以延长。有的超市销售柜台的温度没有保持在 $0\sim4℃$，部分低温细菌如荧光杆菌、李斯特细菌会快速繁殖，细菌污染指数高。猪肉最好当天买当天吃，冷藏条件下其保质期不超过三天，多购时还是要放进冰箱冷冻室
冰鲜肉	也叫冷冻肉，冷冻肉则是宰后的肉经过排酸成熟后，先放入 $-28℃$ 以下的冷库中冻结（肉的中心温度低于 $-15℃$），然后在 $-18℃$ 环境下冷藏的肉。由于采用速冻工艺，快速跨过细胞冰点 $-5℃$，没有冰晶形成，肉品中的细胞膜没有被破坏，保持完整性，解冻后肉品的细胞仍具有活力，新鲜如初
烟熏腊肉	新鲜猪肉经过花椒、干辣子、料酒的腌制，再用清香的柏树枝小火温熏。在腌渍过程中，无论是用糖还是用盐，都会使猪肉内部的水渗出，从而降低了猪肉内的水分活性，抑制有害微生物的活动，延长猪肉保质期。腊肉的磷、钾、钠含量丰富，还含有脂肪、蛋白质、碳水化合物等元素。但从健康角度来讲，最好不要常吃。首先，腊肉的含盐量较高，100 克腊肉含盐量约为 2.1 克，超过同等重量猪肉含盐量的数倍。长期大量进食腊肉，容易造成盐分摄入过多，从而加重或导致血压升高或波动。其次，腊肉的脂肪含量非常高，达 50%；胆固醇也"浓缩了"，每 100 克腊肉含胆固醇 123 毫克，高出普通猪肉 50%，这正是导致高脂血症的危险因素。最后，腊肉在制作过程中，维生素和微量元素损失较多，如维生素 B_1、维生素 B_2、烟酸、维生素 C 等大量流失

评价猪肉的品质

指标	特点
安全品质	优质猪肉首先要卫生安全，肉中不能检出激素，并且细菌、病毒等病原微生物以及重金属、农药残留必须符合国家食品安全标准
营养品质	猪肉中应含有丰富的蛋白质、氨基酸和维生素等营养物质
风味品质	肉品的气味和品尝时的滋味被统称为肉的风味，风味品质是衡量肉是否好吃的关键指标。优质猪肉肉色鲜艳、明亮，大理石纹较多，烹饪时肉质醇香，无腥、膻味等异味，品尝时味道鲜美、多汁、肉质细嫩
功能品质	指猪肉是否具有特殊的保健功能，如富含维生素 E、抗氧化性强以及胆固醇含量低等

温馨提醒：

学然后知不足。记得用实际行动去升级你的生活方式哦！把你学以致用的经验记录下来吧。

1. _____

2. _____

3. _____

知识加油站

猪肉与人体健康

中国是世界上最大的猪肉生产国与消费国，猪肉是日常生活中人们餐桌上最主要的动物性食品之一。2021 年，我国猪肉产量 5 296 万吨，同比增长 28.8%，扭转了 2018 年非洲猪瘟发生以来连续 3 年猪肉产量持续下降的趋势。此外，我国猪肉生产和消费量在全球范围内仍然处于绝对领先的位置，人均猪肉消费量为 30 千克以上，高于世界平均水平。

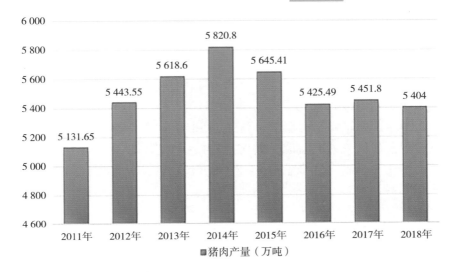

■ 猪肉产量（万吨）

1. 猪肉营养成分及含量

猪肉营养成分丰富，营养价值高，每 100 克猪肉的主要营养成分及其含量如下。

每 100 克猪肉营养成分及含量

成分	含量	成分	含量
蛋白质（克）	14.6	镁（毫克）	12
脂肪（克）	30.8	铁（毫克）	2.4
碳水化合物（克）	1.1	胆固醇（毫克）	69
钙（毫克）	11	维生素 A（微克）	16
磷（毫克）	130	维生素 B_1（毫克）	0.26
钾（毫克）	162	维生素 B_2（毫克）	0.11
钠（毫克）	57.5	维生素 C（毫克）	1.0
锌（毫克）	0.84	维生素 E（毫克）	0.95
铜（毫克）	0.13	烟酸（毫克）	2.8
硒（微克）	2.94		

2. 猪肉的营养价值

（1）蛋白质。畜禽肉品中，猪肉的蛋白质含量最低，但猪肉的蛋白质为完全蛋白质，含有人体必需的各种氨基酸，并且必需氨基酸的构成比例接近人体需要，近乎"理想蛋白质"。因此易被人体充分利用，属于优质蛋白质，对人体生长发育有着重要影响。

（2）脂肪。畜禽肉品中，猪肉脂肪含量最高，即使是瘦肉，其脂肪含量也是牛肉的四倍多。

（3）矿物质。猪肉富含的磷、钾、铁、镁等元素，是人体必需的重要矿物质。猪肉中的磷参与新陈代谢，可与人体内的有机分子螯合，因此，猪肉中磷的生物利用率极高，几乎达到 100%。

（4）维生素。猪肉富含脂溶性维生素和 B 族维生素，特别是维生素 B_1 的含量较多。瘦肉是人们获取 B 族维生素的重要来源。

猪肉中还含有水溶性维生素 C，但研究证明，高温处理会损害水溶性维生素 C 的活性。所以烹饪猪肉时，要注意长时间高温对水溶性维生素 C 活性的影响。

3. 不同加工形式的猪肉与人体健康

目前我国猪肉销售形式以热鲜肉和冷冻肉为主。随着我国居民收入水平的不断提高，低温肉制品或是未来的主流方向。低温肉制品具有鲜嫩、脆软、可口、风味佳的特点，且加工技术先进，在品质上明显优于高温肉制品，如培根、牛排等。

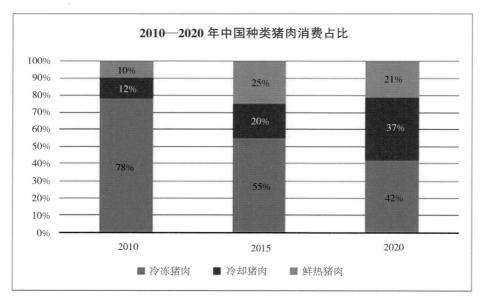

消费者应提高肉品安全意识，不要购买私屠滥宰的肉类，选购时先要注意查看卫生防疫标志，肉体有无光泽，红色是否均匀，脂肪是否洁白和有无异味等。

第六站　为什么雪花牛肉贵呢？

——走进草食动物科普基地

>>> 科普基地简介 <<<

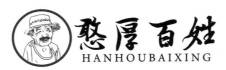

基地名称：憨厚百姓合作社"湘约自然"草食动物科普基地
基地授牌：农业科普基地、关心下一代工作活动基地、青少年科普基地
开放形式：接受团队预约
收费标准：免费
二维码："愿你吃好"视频号二维码

交　　通：搭乘"愿你吃好"游学团公交车

　　眼前，绿草青青，牛羊遍地跑，不远处传来了阵阵声音："听说牛不只有一个胃，那到底有多少个呢？""牛一共有四个胃，分别是：瘤胃、瓣胃、网胃和皱胃，如果你记不住的话，只需要知道牛草肚就是瘤胃，金钱肚就是网胃，毛肚或者牛百叶就是瓣胃，牛肚就是皱胃。"小朋友们正在围着讲解员，他们的问题很多。

蔬东坡 顺便给大家科普一下以上问题的原因吧。植物难以研磨消化，以牛为代表的反刍动物演化出了一个特殊技能：反刍，就是将吃过的食物再反刍到口腔中继续研磨，之后再次进入胃部。这样做的好处是，可以快速大量进食，进食后的食物会储存在瘤胃中，然后等到了安全的地方之后，再将瘤胃中的食物反刍到口腔中细细研磨。

蔬东坡 各位是不是好奇，人为什么只有一个胃？动物的食性与其身体结构有很大的相关关系。人类属于杂食动物，所以人类的消化系统介于食草动物和食肉动物之间。而牛属于食草动物，它们体内的多个胃可以帮助它们储存食物、分解食物、消化食物。

蔬东坡 在正式进入游学第六站前，我先要给大家画个像，做完以下关于草食动物的极简判断题，你们就知道自己是小白、凡人还是达人啦！

>>> 草食动物科普知识自测试卷 <<<

答题人：_____   得分：_____

1. 牛肉可以吃七八分熟，所以猪肉也可以，对吗？（ ）
2. 牛肉中的寄生虫大多数不传染人，对吗？（ ）
3. 牛肉的切割方向要与肌肉纤维走向垂直，对吗？（ ）
4. 合成牛排一般都是圆形，而原切牛排形状不规则，对吗？（ ）
5. 牛肉可以和白酒一起食用，对吗？（ ）
6. 雪花牛肉肉香、鲜嫩、入口即化、不适合长时间烹煮，对吗？（ ）
7. 感染寄生虫的牛羊肉能吃，对吗？（ ）
8. 冬季适合吃羊肉，对吗？（ ）
9. 兔肉可强身健体，但不会增肥，是肥胖者理想的肉食，对吗？（ ）

扫一扫，对照答案，看看你能得多少分吧。

>>> 知识问答社区 <<<

食用草食动物全视角

果香秀 食用草食动物主要有哪些呢?

蔬东坡 根据《中华人民共和国野生动物保护法》的规定,禁止食用国家重点保护的野生动物。那么可以食用的草食动物主要有牛、羊、兔、鹅、马、驴和人工养殖的鹿。其中牛包括引进的肉牛品种、黄牛、水牛、牦牛等。

油不腻 食草动物的胃与餐桌上的牛百叶、金钱肚是什么关系呢?

蔬东坡 反刍动物是食草动物中重要的一类,牛羊等反刍动物的胃有四个,分别为瘤胃、网胃、瓣胃和皱胃,前三个被称为"前胃",最后一个也叫"真胃"。牛羊胃的第一个部分叫瘤胃,连接食管,它就是"毛肚"。瘤胃上有许多乳头状突起,和瘤胃相连的第二个部分叫网胃,内壁有六边形蜂窝状皱纹,在中国香港被称作"金钱肚"。瘤胃上的乳头状突起和网胃上的蜂窝状皱纹都是为了增加内壁的表面积,被咀嚼后的食物在这两个仓室间流动并分层,长度较长的草与密度较大的食糜颗粒会被网胃挤回口腔,被咀嚼后送回瘤胃再发酵,这就是反刍行为。反刍之后,呈液态的食物流入胃的第三个部分:瓣胃(牛的叫"百叶",羊的叫"散丹")。经过网胃进入瓣胃的食糜就不能再返回了。第四个胃是和其他生物的胃(如人胃和猪胃)功能相同的胃,叫皱胃,可以分泌胃蛋白酶和胃酸来消化蛋白质,皱胃中有滑腻的黏膜,其与蘑菇表面的黏液相似。因此在爆肚店,皱胃被称为"蘑菇",而皱胃和小肠连接处的幽门括约肌被称为"蘑菇头"。

牛肉之认知

鱼美鲜 什么是雪花牛肉呢?

蔬东坡 雪花牛肉是通过给肉牛提供充足而均衡的营养,使肉牛的脂肪

31

沉积在肌肉纤维之间，形成明显的红白相间、状似雪花的牛肉。

油不腻 餐馆里的雪花牛肉价格比较高，但喜欢吃的人还是不少，为什么雪花牛肉备受青睐呢？烹饪时需要注意什么呢？

蔬东坡 雪花牛肉肉香、鲜嫩，入口即化，是中西餐均宜的高档牛肉。雪花牛肉含有丰富的蛋白质及大量人体所需的脂肪酸，其氨基酸组成比猪肉更接近人体需要，营养价值比起普通牛肉来说要高不少，对生长发育的孩子以及手术后、病后调养的人特别适宜。雪花牛肉以鲜嫩为最大特点，入口即化，因此不适合长时间烹煮。

茶茗媛 什么是高档牛肉呢？

蔬东坡 高档牛肉是指用来制作高档食品的优质牛肉，要求肌肉纤维细嫩，肌肉间含有一定量脂肪，用其所做的食品既不油腻，也不干燥，鲜嫩可口。

果香秀 评定高档牛肉的指标有哪些呢？

蔬东坡 我国现行的高档牛肉的评定指标包括以下几个方面：一是"大理石花纹"等级，"大理石花纹"应达到我国试行标准中的1级或2级；二是牛肉嫩度，用特制的肌肉剪切仪测定的剪切值为3.62千克以下的次数应占65%以上，牛肉易咀嚼，不留残渣、不塞牙，用手触完全解冻的肉块时，手指易进入肉块深部；三是多汁性，高档牛肉要求质地松软、汁多而味浓；四是牛肉风味，要求具有牛肉传统的鲜美可口的风味；五是高档牛肉块的重量，每块牛柳的重量应在2千克以上，每条西冷的重量应在5千克以上，每块眼肉的重量应在6千克以上；六是胴体表面脂肪，胴体表面脂肪覆盖率达80%以上，表面的脂肪色洁白。

鱼美鲜 常见的牛排种类有哪些？合成牛排和原切牛排有哪些区别呢？

蔬东坡 常见的牛排有以下四种：①嫩牛柳/牛里脊，这是牛脊上最嫩的肉；②肉眼牛排，这是牛肋上的肉；③牛外脊/西冷牛排/沙朗牛排，这是牛外脊上的肉；④T排（带脊柱骨的牛排）/丁骨，这是牛背上的脊骨肉。

合成牛排往往是用牛肉拼接粘合而成（含牛肉、胶类和其他配料），原切牛排是直接从牛身上切割下来的。合成牛排一般都是圆形，而原切牛排形状不规则。一般来说，原切牛排与合成牛排相比，二者手感不同，合成牛排容易被手指掐坏；颜色不同，原切牛排颜色鲜亮有光泽，合成牛排则呈乌红色、无光泽；口感不同，合成牛排由碎肉加工而成，口感相对细嫩，但牛肉香味不浓。

茶茗媛 牛肉的营养有哪些特点呢？

蔬东坡 血红素是铁元素的重要来源，而牛肉中的血红素含量丰富。此外，牛肉中蛋白质和锌的含量也高于其他肉类，而脂肪含量低。但牛肉的肌肉纤维较粗，不易消化，老人、小孩和消化不好的人不宜多吃。

油不腻 据说，牛肉有"肉中骄子"的美称，为什么呢？

蔬东坡 牛肉是全球消费者都爱吃的食品，是中国人经常消费的肉类食品之一，消费量仅次于猪肉。牛肉蛋白质含量高，而脂肪含量低，所以味道鲜美，受人喜爱，享有"肉中骄子"的美称。牛肉提供高质量的蛋白质，含有全部种类的氨基酸，各种氨基酸的比例与人体蛋白质中各种氨基酸的比例基本一致，其中肌氨酸含量比任何食物都高。牛肉的脂肪含量很低，但它却是低脂的亚油酸的来源，还是潜在的抗氧化剂。牛肉含有矿物质和 B 族维生素，包括烟酸、维生素 B_1 和核黄素。牛肉还富含造血必需的矿物质——铁质。

鱼美鲜 牦牛有哪些特性呢？牦牛肉的营养成分有哪些呢？

蔬东坡 牦牛长年生活在海拔 3 000 米以上的高寒地带，抗寒能力特别强，体质粗壮结实，可以在零下 38℃ 条件下生存。由于常年生活在高寒地带，那里没有工业污染，没有化学肥料和农药的危害，却有天然、广阔的牧草高原，洁净的生态环境造就了这一优良的畜种。牦牛肉富含蛋白质和氨基酸，以及胡萝卜素、钙、磷等微量元素，脂肪含量特别低，热量特别高，有助于增强人体抗病力和细胞活力。由于要抵抗高原环境的紫外线，牦牛血液及机体组织中的 SOD 酶活性要高于其他普通动物。

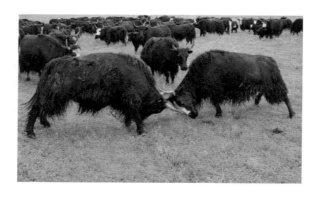

牛肉之选购

果香秀 在超市经常会看到不同名称的牛肉产品，如上脑、牛腩、腱子、牛柳、牛排和 T 排等，那么这些产品到底对应牛的哪个部位呢？去超市选购时，如何选购呢？

蔬东坡 不同部位的牛肉有不同的加工特性，一般情况下，上脑、西冷、眼肉和 T 排（带脊柱骨的牛排）适合西餐烤制；牛腩适合炖煮；黄瓜条、牛腱子适合卤制；肩颈肉适合小炒。

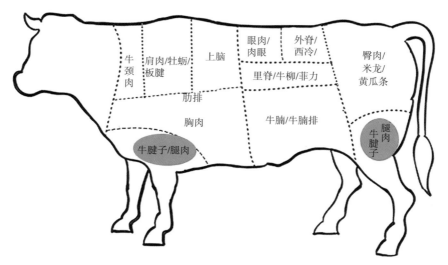

油不腻 一些不良商贩将马肉充当牛肉来卖，告诉我们怎样区分牛肉和

马肉吧。

蔬东坡 区分牛肉和马肉，记住这五招：一是从肌肉色泽看，牛肉呈淡红色，切面有光泽；马肉呈深红色、棕红色或苍红色。二是从肌纤维看，牛肉肌纤维较细，切断面颗粒感不明显；马肉肌纤维较粗，间隙大，切断面颗粒非常明显。三是从肌肉的嫩度上看，牛肉质地结实，韧性较强，嫩度较差；马肉质地较脆，嫩度较强，韧性较差。四是从肌肉脂肪上看，牛肉脂肪呈白色，肌纤维间脂肪明显，切面呈大理石花纹状；马肉脂肪呈黄色，柔软而黏稠，肌纤维间很少夹杂脂肪。五是从气味上闻，牛肉有明显的膻味，马肉闻起来无明显的气味。

茶茗媛 不良商贩给牛肉注水，这成为人人唾弃的可耻行为，在农贸市场上怎么分辨注水牛肉呢？

蔬东坡 教您"一看、二摸、三按压"的简易方法，即可轻松分辨市场上的牛肉是否注水。一看，是看牛肉的色泽，正常牛肉呈较深的红色，注水牛肉一般呈鲜红色而且泛着多水的光泽。二摸，是用手指摸牛肉表面，正常牛肉有轻微黏手的感觉，注水牛肉则比较滑溜。三按压，是用手指按压牛肉，正常牛肉有弹性，压痕易恢复；注水牛肉则类似水肿的感觉，弹性不好，压痕难以恢复，有的甚至可以按压出水。此外还有一招，可以用卫生纸贴在牛肉表面，如果5秒内卫生纸就湿了，很大概率这是注水牛肉。

油不腻 牛肉因价格高而引发市场的不良行为，听说用猪肉添加牛肉膏制作"假牛肉"是不良商贩的套路。那么如何分辨用猪肉加牛肉膏做成的"假牛肉"呢？

蔬东坡 可以通过"一看、二闻、三摸"来帮助辨别用猪肉加工的"假牛肉"。一看：看色泽，牛肉的颜色较猪肉更深、更红，肉质比较有光泽，而"假牛肉"颜色相对略浅，肉色不均匀，且黯淡无光；牛肉遇热油后发白，而浸泡过牛肉膏的猪肉遇热油后表面发黄。二闻：闻气味。牛肉闻起来有特殊的牛腥味，"假牛肉"的味道怪怪的，如果是不新鲜的肉做的还会有腐烂的味道。三摸：牛肉比较坚实，猪肉比较软；牛肉比较难切开，而猪肉容易切开；牛肉弹性好，按压回弹性好，猪肉较平滑疏松，弹性差。

牛肉之食用

果香秀 谷饲牛肉与草饲牛肉应该怎么烹饪才好吃呢？

蔬东坡 谷饲牛肉大部分是人们常说的雪花牛肉，其肌间脂肪含量高，适宜煎牛排和烤牛排等。在煎和烤的过程中（使用大火更佳），利用牛肉中的碳水化合物与氨基酸、蛋白质发生美拉德反应*，产生大量风味物质并且使牛肉外部呈现焦黄色，同时肌间脂肪在高温的作用下赋予牛肉特有的风味。草饲牛肉肌间脂肪含量低，肌纤维含量丰富，适宜炖、煮等烹饪方式，在炖、煮之前适当地切块，并且切割方向要与肌肉纤维走向垂直，这样可以使牛肉纤维变得酥软易碎，利于咀嚼和消化。

果香秀 牛肉的饮食禁忌主要有哪些呢？

蔬东坡 建议消费者考虑如下四个因素：一是不可过量食用，每餐适宜用量约 80 克。二是老人小孩少吃。牛肉具有高胆固醇、高脂肪等特点，老年人、儿童和消化力弱的人不宜多吃。三是忌和白酒一起食用。牛肉和白酒一起食用可能会引起牙齿发炎；饮白酒吃牛肉对温热体质的人犹如火上浇油，容易引起面赤身热、疮疖恶化。四是有肾炎的患者不可多吃。牛肉属于高蛋白食品，肾炎患者不可多食，以免加重肾脏负担；牛肉与氨茶碱类药物同用，也会使其疗效下降。

鱼美鲜 为什么经常健身的人需要多吃牛肉呢？

蔬东坡 健身饮食的重要原则是尽量吃一些热量低的食物，新鲜的果蔬就是非常好的选择，同时肉类也是少不了的能量来源。健身的人可以多吃牛肉，牛肉多蛋白少脂肪，有利于肌肉的生成。

羊肉之认知

果香秀 之前我们知道了牛肉的营养价值，那羊肉有哪些特点呢？羊肉

---

* 美拉德反应，是还原糖中的羰基与蛋白质氨基酸中的氨基进行的羰氨反应，能改变食物的颜色和风味，大多数咸味肉类的香精多采用该反应原理来进行生产。

的营养价值有哪些?

蔬东坡 羊肉有山羊肉、绵羊肉之分。古时称羊肉为羖肉、羝肉、羯肉。由于羊肉有一股羊膻味,故被一部分人冷落。其实,羊肉含有丰富的蛋白质和钙、铁、维生素等多种营养素。羊肉的营养成分和牛肉类似,同样富含蛋白质和血红素,是补血的好食物。值得注意的是,羊肉中的硒含量要远远高于其他肉类。

茶茗媛 黑山羊肉比白山羊肉更好吃、更营养吗?

蔬东坡 黑山羊肉确实比白山羊肉更好吃、更营养。因为饲养环境和方式不一样,黑山羊一般在山区等环境资源条件相对好的地方饲养,多为放养,运动量比较大,因此,其肌纤维细、硬度小、肉质细嫩、膻味极小,味道更鲜美。而白山羊圈养比较多,肉质肥美,有一定的膻味,肌纤维相对较粗软一些。黑山羊肉营养价值高,蛋白质含量在 22.6% 以上,脂肪含量低于 3%,胆固醇含量低,比猪肉低 75%,比牛肉和绵羊肉低 6.2%,白山羊脂肪含量相对较高一些。

鱼美鲜 浏阳黑山羊有什么特点呢?

蔬东坡 经农业农村部农产品质量安全中心检测,浏阳黑山羊肉的外感指标为:带皮羊肉的皮表呈青缎色,肌肉具有光泽、红色均匀,脂肪呈白色或微黄色,纤维清晰,有韧性,外表微干或湿润、不粘手,指压后凹陷立即恢复,具有鲜羊肉固有的气味,无臭味和异味,煮沸后肉汤呈乳白色,脂肪团聚于表面,具备特有的鲜香味;内在品质为:富含锌、铁、钙等微量元素和多种氨基酸。

果香秀 什么是羔羊肉呢？有哪些特点呢？

蔬东坡 羔羊肉是指出生后 1 岁内，完全是乳齿的羊的肉。羔羊肉中有一种专门被称为肥羔羊肉，是指将羊在 30～60 日龄断乳，然后马上转入育肥，在 4～6 月龄、体重 32～35 千克时进行屠宰所得的羔羊肉。这种羊肉纤维柔软，细嫩多汁，脂肪适量，营养丰富，味道鲜美，易消化。经过冷却排酸的羔羊肉，其肉质按压有弹性，好熟易烂，口感细腻，味道鲜美，高蛋白、低脂肪，少胆固醇，重金属含量少，不饱和脂肪酸和游离氨基酸含量丰富，必需氨基酸均衡，适合涮和切片后生食。羔羊肉目前在国际市场上畅销，价格比羊肉高 30%～50%。

羊肉之选购

油不腻 我需要经常选购羊肉，评定羊肉品质的指标有哪些呢？

蔬东坡 你这个问题很专业啊！评定羊肉品质的指标包括感官指标——肉色、嫩度、风味，以及内在指标——失水率（或系水力）、pH 值、熟肉率、营养成分（脂肪酸、肌内脂肪）含量等。

鱼美鲜 具体选购时，如何鉴别市面上羊肉品质的优劣呢？有哪些操作性强的办法呢？

蔬东坡 简单来讲，可通过以下四个方面来鉴别：一是色泽鉴别。优质羊肉肉色评分要达到 3～4 分，即呈鲜红色或微暗红色。但由于羊的年龄不同，红色的深浅浓淡也有差别，成年羊的肉呈鲜红色，老年羊的肉呈暗红色，羔羊的肉呈淡红色。优质的羊肉颜色鲜亮有光泽，脂肪洁白细腻。二是口感鉴别。优质的羊肉肉质细嫩、味美多汁、肥而不腻、瘦而不柴，在沸水中煮熟后不蘸小料直接品尝，口感略甜并有羊肉特有的一种清香味。三是肉汤鉴别。优质的羊肉煮过后，汤澄清透明，脂肪团聚于表面，并散发出阵阵羊肉特有的清香味。四是脂肪鉴别。分辨真假羊肉最直接的方法就是看其肥瘦肉的分布。正常羊肉的瘦肉中混杂脂肪，脂肪丝丝分明，分布自然均匀，俗称"大理石花纹"。

果香秀 选购哪个部位的羊肉合适呢？

蔬东坡 为了做到优质优价，商家全面综合利用羊胴体，因而对羊胴体进行合理的分割，也很有必要。对于消费者而言，选择哪个部位的肉主要依据自己的食用习惯，如果是炖着吃，适合选用腹部和背脊带骨部位的肉；如果是小炒，适合选用后腿和里脊肉；如果是红烧，适合选用仔排和 T 排等部位的肉。当然，卤羊蹄、羊脖子、羊蝎子也是很有特色的美食。

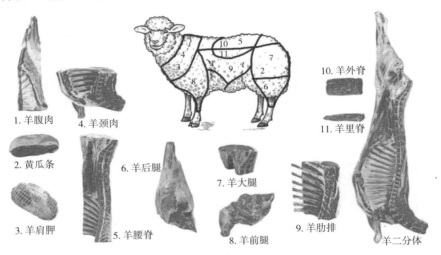

1. 羊腹肉　　4. 羊颈肉

10. 羊外脊

11. 羊里脊

2. 黄瓜条

6. 羊后腿

7. 羊大腿

3. 羊肩胛

5. 羊腰脊

8. 羊前腿

9. 羊肋排

羊二分体

羊肉之食用

油不腻 为什么羊肉有膻味呢？为什么山羊肉膻味更甚于绵羊肉呢？

蔬东坡 羊肉膻味的产生一方面与羊的消化系统有关，羊是反刍动物，胃里有大量的微生物，在消化脂类物质的过程中会产生挥发性脂肪酸，这种挥发性脂肪酸会形成稳定的络合物，进入肉里形成膻味；另一方面是因为羊在犄角基部与尾部会分泌一种有强烈气味的物质，这种物质与上述的挥发性脂肪酸混合后会导致羊的膻味更加浓烈。

山羊肉膻味更甚于绵羊肉，这除了遗传及品种方面的原因外，主要与它们的食物来源、生长周期等有关。通常情况下，山羊的食性更广、杂，饲养周期也相对较长。不过，从营养成分来说，山羊肉的营养价值并不低于绵羊肉，其重要特点就是胆固醇含量比绵羊肉低，适合高血脂患者和老人食用。

果香秀 羊肉的膻味怎样去除呢?

蔬东坡 告诉你四个实用的办法:一是加醋法。羊肉洗干净切成小块,放入开水中,再加醋。醋与羊肉的比例是 500 克羊肉、500 克水、25 克醋。水煮沸后,水面会浮出血污,取出羊肉,羊肉膻味就没有了。二是加花椒法。花椒有其独特的味道,在做羊肉的时候,放入适量的花椒,能有效去掉羊肉的膻味。不过,花椒最好是用油煸透,用后即扔掉,或者用干净的纱布袋封装起来,要不然吃羊肉的时候将花椒吃到嘴里会很难受。三是加白萝卜法。两者搭配既能减少白萝卜的辣味,也能减少羊肉的膻味。此外,这样还能减轻羊肉的油腻感。四是加酒、姜法。在做羊肉的时候,多放几块生姜,再加 5 毫升左右的白酒一起煮,煮出来后,如果有葱花再撒些葱花,这样去膻味的效果会更好。

兔、马、驴等草食动物之认知

茶茗媛 据说,兔肉有"荤中之素"的美誉,兔肉有哪几种呢?有什么特点呢?什么人群适合吃呢?

蔬东坡 兔肉包括家兔肉和野兔肉两种,家兔肉又称为菜兔肉。兔肉属于高蛋白质、低脂肪、低胆固醇的肉类。以干物质计算,兔肉蛋白质含量高达 70%,比一般肉类都高,且脂肪和胆固醇含量低于所有的肉类,故对它有"荤中之素"的说法。每年深秋至冬末期间,兔肉味道更佳。我国主要的肉兔品种有东北兔、高原兔、华南兔、蒙古兔等。

鱼美鲜 兔肉的营养价值有哪些呢?

蔬东坡 兔肉具有高蛋白质、低脂肪的特点,含有多种维生素和 8 种人体所必需的氨基酸,可有效补充人体最易缺乏的赖氨酸、色氨酸。兔肉质地细嫩,味道鲜美,营养丰富,与其他肉类相比较,极易被消化吸收。兔肉中所含的脂肪和胆固醇低于其他肉类,而且脂肪又多为不饱和脂肪酸,常吃兔肉也不会增肥。

油不腻 马肉的营养价值有哪些呢?

蔬东坡 马肉肉质鲜嫩,脂肪较少,且含有独特的鲜香味道和丰富的营养价值，是欧洲、南美洲以及亚洲多国烹饪传统中重要的一部分，是哈萨克族著名的传统美食之一。由于马的数量不多且价格较贵，所以市场普及率没有牛羊肉高。马肉含有丰富的蛋白质、维生素及钙、磷、铁、镁、锌、硒等矿物质。马肉脂肪的质量优于牛、羊、猪的脂肪，马肉的脂肪近似于植物油，其含有的不饱和脂肪酸可溶解胆固醇。

茶茗媛　驴肉的营养价值有哪些呢？

蔬东坡　驴肉中氨基酸的构成十分全面，有 8 种人体必需氨酸和 10 种非必需氨基酸，含量都十分丰富。驴肉具有"两高两低"的特点——高蛋白，低脂肪；高氨基酸，低胆固醇。另外，驴肉还含有动物胶、骨胶朊和钙等成分，能为老人、儿童、体弱者和病后调养的人提供良好的营养补充。

油不腻　骆驼肉的营养成分有哪些呢？

蔬东坡　骆驼肉除了具有高蛋白、低胆固醇和低脂肪等特点，还含有丰富的氨基酸、多种不饱和脂肪酸和铁、钙、磷等矿物质，以及维生素 A、维生素 B_1、维生素 B_2 和烟酸等营养成分。

鱼美鲜　鹿肉的营养特点有哪些呢？

蔬东坡　鹿肉具有高蛋白、低脂肪、胆固醇很低等特点，含有多种活性物质。

果香秀　鹿茸有哪些营养成分呢？

蔬东坡　鹿茸是名贵中药材。鹿茸中含有磷脂、糖脂、胶脂、激素、脂肪酸、氨基酸、蛋白质及钙、磷、镁、钠等成分，其中氨基酸成分占总成分的一半以上。

兔、马、驴等草食动物之食用

果香秀　兔肉的食用方式有哪些呢？

蔬东坡　肉兔的饲养期短，肉质鲜嫩，消化率很高，加工成的成品确实是美味佳肴。当今食用兔肉的人愈来愈多，食用方式也是多种多样。兔肉适用于炒、烤、焖等烹调方法，可红烧、粉蒸、炖汤，如兔肉烧甘薯、椒麻兔肉、粉蒸兔肉、麻辣兔片、鲜熘兔丝和兔肉圆子双菇汤等。

鱼美鲜 兔肉制品有哪些呢？

蔬东坡 以兔肉为原料，可以加工成多种多样的兔肉制品，主要有兔肉香肠、兔肉灌肠、兔肉罐头、兔肉丝、兔肉脯、兔肉干、兔肉丁、兔肉预制菜肴、烤兔、兔肉串及兔肉休闲制品等。

蔬东坡 至此，咱们"愿你吃好"游学团完成了草食动物科普基地的学习，晚上回去后再消化一下，变成自己的知识哦。为了大家能够掌握并运用今天学的知识，我把部分重点内容设计成了"极简操作卡""极简辨别卡"和"极简表格"。

极简操作卡

1. **两招**杀死牛羊肉中的寄生虫

一是加热熟透，80℃以上的高温是杀死寄生虫最有效的办法。二是急速冷冻，在−20℃的冰箱内至少放置 24 小时。此外，不吃牛脖子部位的肉。

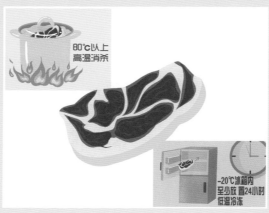

2. 四法去除羊肉的膻味

加醋法：羊肉洗干净切成小块，放入开水中，再加醋。醋与羊肉的比例是羊肉 500 克、水 500 克、醋 25 克。水煮沸后，水面会浮出血污，取出羊肉。

加花椒法：羊肉中放入适量的花椒，花椒用油煸透，用后即扔掉，或者用干净的纱布袋装起来。

加白萝卜法：两者搭配可减少白萝卜的辣味，也能减少羊肉的膻味。

加酒、姜法：在做羊肉的时候多放几块生姜，加 5 毫升左右的白酒一起煮，煮出来后再撒些葱花。

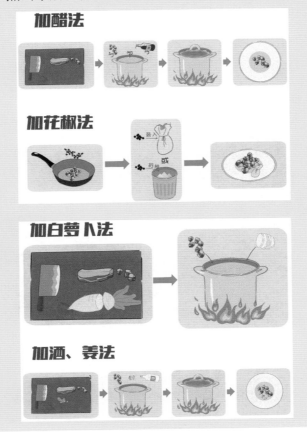

愿你吃好

极简辨别卡

1. 羊肉和牛肉价值高，分清区别学会挑

牛肉和羊肉都有较高的营养价值。

牛肉的营养：血红素是铁元素的重要来源，而牛肉中血红素含量尤其丰富。此外，牛肉中蛋白质和锌的含量也高于其他肉类，而脂肪含量低。但牛肉肌肉纤维较粗，不易消化，老人、小孩和消化不好的人不宜多吃。

羊肉的营养：羊肉营养成分和牛肉类似，同样富含蛋白质和血红素，是补血的好食物。值得注意的是，羊肉中的硒含量要远远高于其他肉类。

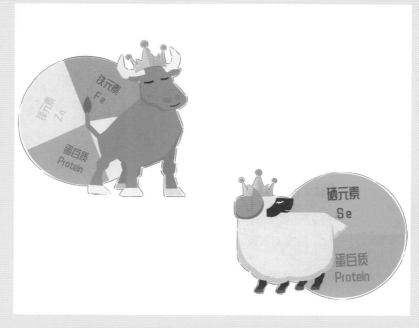

2. 一看、二摸、三按压，辨出牛肉注水否

一看，是看牛肉的色泽，正常牛肉呈较深的红色，注水牛肉一般

44

呈鲜红色而且泛着多水的光泽。二摸，是用手指摸牛肉表面，正常牛肉有轻微粘手的感觉，注水牛肉则比较滑溜。三按压，是用手指按压牛肉，正常牛肉有弹性，压痕易恢复；注水牛肉则类似水肿的感觉，弹性不好，注水牛肉则类似水肿的感觉，弹性不好，压痕难以恢复，有的甚至可以按压出水。此外，可以用卫生纸贴在牛肉表面，如果5秒内卫生纸就湿了，很大概率是注水牛肉。

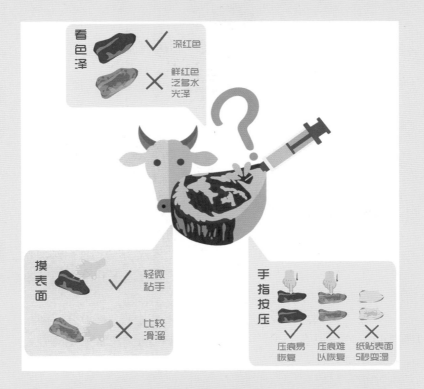

3. 原切牛排和合成牛排有三不同

①手感不同，合成牛排容易被手指掐坏；②颜色不同，原切牛排颜色鲜亮有光泽，合成牛排则呈乌红色，无光泽；③口感不同，合成牛排由碎肉加工而成，口感相对细嫩，但牛肉香味不浓。

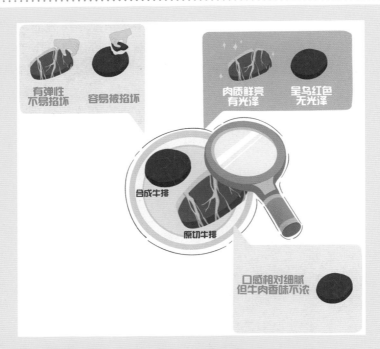

4. 四法鉴别羊肉品质

评定羊肉品质的指标包括感官指标和内在指标。感官指标：肉色、嫩度、风味；内在指标：失水率（或系水力）、pH、熟肉率、营养成分（脂肪酸、肌内脂肪）含量等。可通过以下几个方面鉴别市面上羊肉的优劣：

一是色泽鉴别。优质羊肉肉色的评分要达到 3～4 分，即呈鲜红色或微暗红色。但由于羊的年龄不同，红色的深浅浓淡也有差别，成年羊的肉呈鲜红色，老年羊的肉呈暗红色，羔羊的肉呈淡红色。优质的羊肉颜色鲜亮有光泽，脂肪洁白细腻。

二是口感鉴别。优质的羊肉肉质细嫩、味美多汁、肥而不腻、瘦而不柴，在沸水中煮熟后不蘸小料直接品尝，口感略甜并有羊肉特有的一种清香味。

三是肉汤鉴别。优质的羊肉煮过后，汤澄清透明，脂肪团聚于表面，并散发出阵阵羊肉特有的清香味。

　　四是脂肪鉴别。分辨真假羊肉最直接的方法就是看其肥瘦肉的分布。正常羊肉的瘦肉中混杂脂肪，脂肪丝丝分明，分布自然均匀，俗称"大理石花纹"。

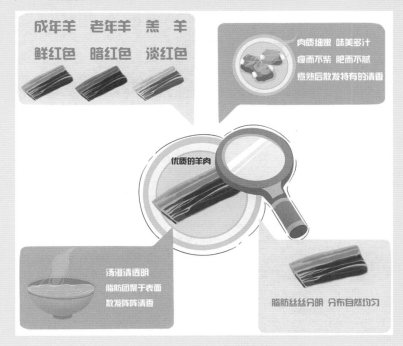

极 简 表 格

教你简易识别牛肉和马肉

指标	牛肉	马肉
肌肉色泽	呈淡红色，切面有光泽	呈深红色、棕红色或苍红色
肌纤维	肌纤维较细，切断面颗粒感不明显	肌纤维较粗，间隙大，切断面颗粒非常明显
肌肉嫩度	质地结实，韧性较强，嫩度较差	质地较脆，韧性较差，嫩度较强
肌肉脂肪	脂肪呈白色，肌纤维间脂肪明显，切面呈大理石花纹状	脂肪呈黄色，柔软而黏稠，肌纤维间很少夹杂脂肪
气味	有明显的膻味	无明显气味

教你评定高档牛肉

指标	要求
大理石花纹等级	应达到我国试行标准中的 1 级或 2 级
牛肉嫩度	用特制的肌肉剪切仪测定的剪切值为 3.62 千克以下的次数应占 65% 以上，牛肉易咀嚼，不留残渣、不塞牙，用手触完全解冻的肉块时，手指易进入肉块深部
多汁性	质地松软，汁多而味浓
牛肉风味	具有牛肉传统的鲜美可口的风味
肉块的重量	每块牛柳的重量应在 2 千克以上，每条牛脊的重量应在 5 千克以上，每块眼肉的重量应在 6 千克以上
胴体表面脂肪	胴体表面脂肪覆盖率达 80% 以上，表面的脂肪色洁白

教你鉴别羊肉品质的优劣

指标	特点
色泽鉴别	优质羊肉肉色的评分要达到 3～4 分，即呈鲜红色或微暗红色。但由于羊的年龄不同，红色的深浅浓淡也有差别，成年羊的肉呈鲜红色，老年羊的肉呈暗红色，羔羊的肉呈淡红色。优质的羊肉颜色鲜亮有光泽，脂肪洁白细腻
口感鉴别	优质的羊肉肉质细嫩、味美多汁、肥而不腻、瘦而不柴，在沸水中煮熟后不蘸小料直接品尝，口感略甜并有羊肉特有的一种清香味
肉汤鉴别	优质的羊肉煮过后，汤澄清透明，脂肪团聚于表面，并散发出阵阵羊肉特有的清香味
脂肪鉴别	分辨真假羊肉最直接的方法就是看其肥瘦肉的分布。正常羊肉的瘦肉中混杂脂肪，脂肪丝丝分明，分布自然均匀，俗称"大理石花纹"

温馨提醒：

学然后知不足。记得用实际行动去升级你的生活方式哦！把你学以致用的经验记录下来吧。

1. _____

2. _____

3. _____

知识加油站
草饲牛肉和谷饲牛肉

什么是草饲牛？

草饲牛主要在牧区生长，自由采食天然新鲜的牧草，饲养时间相对较长，一直到其成熟期（通常为 30～36 月龄）。恶劣天气时，会将牛只转移至棚内并继续喂养牧草。其肌肉里的脂肪量较少，加上其脂肪大多积聚在皮下，食用时容易去除。相比之下，草饲牛喂养成熟期比谷饲牛慢。

草饲牛肉的特点

由于牧草所含的热量少，油脂不能在皮下形成足够多的脂肪纹路，所以草饲牛肉的大理石纹路较少。同时，由于通过食物链沉积了牧草中的部分色素，草饲牛肉的脂肪偏黄，呈淡黄色。草饲牛长期在牧场上游走，运动量较大，肌红素含量多，因而肉质精瘦，口感有嚼劲，草腥味较重，味道更富有风味。

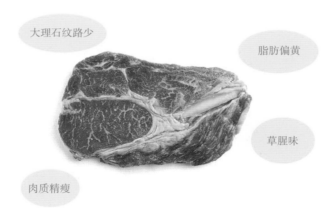

大理石纹路少　脂肪偏黄　草腥味　肉质精瘦

什么是谷饲牛？

小牛食用牧草到一定体重或年纪后，被送进育肥场喂食谷物饲料育肥，使其尽快成长到预期体重。谷物饲料包括大麦、小麦、高粱、玉米、燕麦等。通过喂养谷物的天数来分类，谷饲牛可分为：谷饲 100 天、120 天及200 天不等。谷饲天数越多，牛肉的雪花纹越丰富，成本相对越高。通常谷饲牛在 18～24 月龄可达到预期饲养体重。

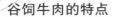

谷饲牛肉的特点

谷饲牛因摄食高热量的谷饲饲料，促进了脂肪堆积，形成漂亮的大理石花纹。并且由于育肥场的牛运动量小，肉质的纤维也相对柔软细嫩。烹饪时，会散发出牛肉的油脂香；食用时，口感柔嫩多汁，味道甘甜脂香。

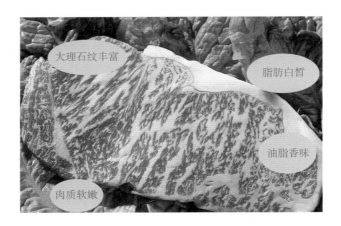

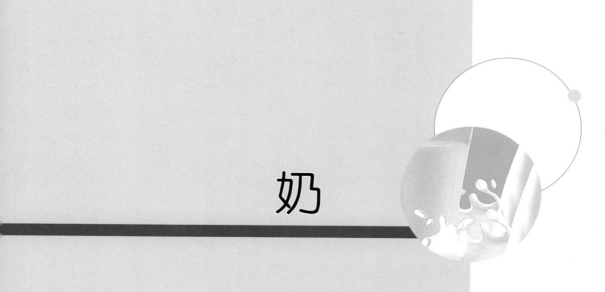

奶

愿你吃好

第七站　你到底应该喝哪种奶？
——走进奶类科普基地

>>> 科普基地简介 <<<

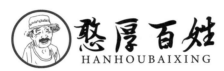

基地名称： 憨厚百姓合作社"湘约自然"奶类科普基地
基地授牌： 农业科普基地、关心下一代工作活动基地、青少年科普基地
开放形式： 接受团队预约
收费标准： 免费
二维码： "愿你吃好"视频号二维码

交　通： 搭乘"愿你吃好"游学团专车

　　"来之前我还想给奶牛挤奶，现在才知道那样是不卫生的。""回家我就要考考爸爸妈妈，牛奶的奶皮哪去了。"小朋友们正在探索一杯优质乳从"田间"走到"舌尖"的全过程。在与专业讲解员的互动交流中，在一系列声光电设备与展板的辅助下，看似复杂的专业知识都变得生动有趣了。

 现在大家走进的是憨厚百姓合作社"湘约自然"奶类科普馆，

这里是食品安全文化与科普知识的教育基地。牛奶科普馆由"奶牛养殖场""科普体验馆""奶业足迹馆""牛奶生活馆"四部分组成。工厂里只有零星的几个人，但每天都能加工1 300吨牛奶，科普基地设有参观走廊，参观者在实地体验食品全自动现代化的生产线生产牛奶全过程的同时，也可以了解实用的奶类科普知识。

蔬东坡　在正式进入游学第七站前，我先要给大家画个像，做完以下关于奶类的极简判断题，你们就知道自己是小白、凡人还是达人啦！

>>> 奶类科普知识自测试卷 <<<

答题人：＿＿＿＿＿＿　　　得分：＿＿＿＿＿＿

1. 巴氏奶好比新鲜水果，而超高温灭菌奶好比水果罐头，从新鲜和营养角度看，鲜牛奶要优于纯牛奶，对吗？（　）

2. 把牛奶煮沸后稍凉，表面有奶皮乳脂的是好奶，对吗？（　）

3. 含乳饮料可以当奶喝，对吗？（　）

4. 比起普通牛奶，水牛奶奶味更浓、营养更丰富，所以适合所有人喝，对吗？（　）

5. 羊奶比牛奶更接近母乳，对吗？（　）

6. 人对羊奶的吸收效果比牛奶好，对吗？（　）

7. 老人一定要选低脂奶，对吗？（　）

8. 牛乳是较为完善的食物，但是其营养成分的组成及某些营养素之间的比例仍不如母乳，对吗？（　）

9. 牛奶中所含有的蛋白质都是优质蛋白质，对吗？（　）

10. 羊奶颜色比牛奶略白，有一股特殊的膻味，对吗？（　）

扫一扫，对照答案，看看你能得多少分吧。

>>> 知识问答社区 <<<

牛奶之认知

果香秀 牛奶是怎么产生的呢？

蔬东坡 牛奶又称牛乳，牛乳营养全面，是现代乳品工业的重要原料。作为老少咸宜的营养饮品，牛奶是怎么产生的呢？乳房是乳牛的产乳器官，乳腺是乳房最重要的组成部分，一个乳房中分布差不多 20 亿个乳腺。乳腺细胞从血液中吸取水分、维生素和矿物质，形成乳糖、乳脂和乳蛋白，并将它们混合成为乳汁压入乳房空腔。乳牛的每个乳房可以容纳大约 400 毫升乳汁，挤乳时乳汁从乳头流出，这些乳汁经过收集、消毒和包装后成为人们日常饮用的牛奶。

鱼美鲜 牛奶的营养成分有哪些呢？

蔬东坡 牛奶的营养物质含量和比例与人体所需要的营养比较接近。根据现代营养学研究发现，每 100 克的牛奶中，水分约 87 克、蛋白质 2.8~3.4 克、脂肪 3.5~4.2 克、乳糖 4.6~4.8 克、碳水化合物 5 克、钙 120 毫克，另外还含有铁、维生素 A、B 族维生素、烟酸、维生素 C 等，可以为人体提供丰富的营养。牛奶中所含有的蛋白质都是优质蛋白质，主要为酪蛋白、球蛋白、乳蛋白等，其中包含人体生长发育所需要的全部氨基酸，这是其他食物无法比拟的，所以正在长身体的青少年或者身体营养流失较为严重的中老年人是非常适合饮用牛奶的，牛奶对补充身体营养大有好处。

油不腻 牛奶有哪些营养特点呢？

蔬东坡 牛奶中各种矿物质元素以及微量元素的比例比较合适，而且容易被人体吸收。其中特别要指出的是，牛奶深受人们欢迎的一个原因就是，牛奶的钙含量比较高，而人体骨骼、牙齿等生长都离不开钙的参与，所以对正在长身体的青少年、钙质容易流失的中老年人等，推荐饮用牛奶。牛奶中的糖是半乳糖和乳糖，是最容易消化吸收的糖类，不过乳糖不耐受的人不适合喝牛奶。

茶茗媛 奶类的营养价值体现在哪里呢？

蔬东坡 奶类主要包括牛奶、羊奶、马奶和水牛奶等。奶类经浓缩、干燥、发酵等工艺可制成奶制品，如奶粉、酸奶、炼乳等。奶类除不含纤维素外，几乎含有人体所需要的各种营养素，其组成比例适宜，而且容易消化吸收。

果香秀 什么是乳制品？有哪些种类呢？

蔬东坡 乳制品是指以合格鲜乳或者还原乳为原料，经过特定工艺处理后获得的一类加工产品。按照物理状态分为固体乳制品，如乳酪、奶粉、乳豆腐等；液体乳制品，如消毒乳、稀乳油、酸乳、乳饮料等。按照加工工艺不同可以分为发酵乳，如酸乳、酸乳油、干酪、风味酸乳饮料等；非发酵乳制品，如纯牛乳、奶粉、乳清粉、巴氏消毒乳等。

鱼美鲜 什么是有机牛奶呢？

蔬东坡 有机牛奶是经第三方严格认证的按照有机标准生产的乳制品。有机牛奶强调"完全天然"和"全程无污染"，在生产加工过程中严禁使用化肥、农药、激素、生长调节剂、饲料添加剂、食品添加剂等人工合成的化学物质，并且包装、贮藏、运输过程也都要严格遵照有机食品的相关标准执行。因此，由于对牧场有严格的要求，通常情况下有机牛奶的蛋白质含量相对普通牛奶要高一些，同时还要求生产厂必须建立完善的质量跟踪审查体系。

茶茗媛 什么是舒化奶呢？

蔬东坡 亚洲近八成人口受乳糖不耐症困扰，乳糖不耐人群无法有效获取牛奶中的营养，甚至会出现呕吐、腹泻等不良反应。舒化奶采用了乳糖水解技术，将牛奶中不易被吸收的乳糖分解为易被人体消化吸收的半乳糖和葡萄糖，解决乳糖不耐受者饮奶后出现的腹胀、腹泻等症状，让牛奶营养易被人体吸收。

鱼美鲜 什么是牛初乳？有哪些功能呢？

蔬东坡 通常将雌性哺乳动物产后 2～3 天内所分泌的乳汁称为"初乳"。牛初乳是健康母牛产仔后 72 小时内所分泌的乳汁，含珍贵的活性免疫球蛋白及丰富的乳钙质、蛋白质、多种微量元素等营养成分。初乳最引人注目之处便在于它具有的独特生理功能，初乳的蛋白质大多数为免疫球蛋白，能与病原微生物及毒素等抗原结合，在哺乳动物的新生幼仔自身免疫系统发育成熟、正常运作之前，可以保护其免受病原菌侵袭。乳低聚糖对幼崽体内肠道微生物的构建与定殖发挥着重要作用。但牛初乳中的活性成分是否对人体有用，还存在争论，我国明确规定婴幼儿配方奶粉中不得添加牛初乳。

米小颜 什么是奶粉？市场上有哪几类奶粉呢？

蔬东坡 奶粉是以动物新鲜乳汁为原料，用冷冻或加热的方法，除去乳汁中几乎全部的水分，干燥后添加适量的维生素、矿物质等而加工成的冲调食品。常见的奶粉有：

①全脂奶粉——它基本保持了乳汁的营养成分，适用于全体消费者，但最适合于中青年消费者；

②脱脂奶粉——由乳汁脱脂后加工而成，口味较淡，适合于中老年、肥胖和不适于摄入脂肪的消费者；

③速溶奶粉——和全脂奶粉相似，具有分散性、溶解性好的特点，一般为加糖速溶大颗粒奶粉或喷涂卵磷脂奶粉；

④加糖奶粉——在乳汁中添加一定量蔗糖加工而成，多具有速溶特点，适于全体消费者；

⑤特殊配制奶粉——适于有特殊生理需求的消费者，这类配制奶粉都是根据不同消费者的生理特点，去除了乳汁中的某些营养物质或强化了某些营养物质（也可能二者兼而有之），故具有某些特定的营养功效，如中老年奶粉、低脂奶粉、糖尿病奶粉、睡眠奶粉、低乳精奶粉、双歧杆菌奶粉等。

油不腻 婴儿配方奶粉有哪些特色呢？

蔬东坡 一般来说，婴儿是指年龄在 12 个月以内的孩子，幼儿是指年龄在 1～3 岁的孩子，因此这种奶粉一般分阶段配制，分别适于 0～6 个月、6～12 个月和 1～3 岁的婴幼儿食用，它根据不同阶段婴幼儿的生理特点和营养需求，对蛋白质、脂肪、碳水化合物、维生素和矿物质等五大营养素进行了全面强化和调整。

果香秀 什么是乳酪呢？

蔬东坡 乳酪，又名干酪，是一种发酵乳制品，每千克乳酪制品都是由 10 千克左右的牛乳浓缩而成，含有丰富的蛋白质、钙、脂肪、磷和维生素等营养成分，是纯天然的食品。乳酪的生产方法是：首先，对鲜乳快速地进行巴氏灭菌。然后，加入发酵剂，鲜乳中的糖开始转变成乳酸。当达到适当的酸值时，加入凝乳酶，使酪蛋白质变性而产生凝块。将小块凝乳放入模具中压干即成为乳酪。最后，将乳酪翻转、冲洗、加油和裹包、入库使其熟化。乳酪的味道和种类取决于其制造工艺以及所选用的发酵菌种。

米小颜 什么是益生菌呢？

蔬东坡 益生菌是定殖在人体内，改变宿主某一部位菌群组成的一类对宿主有益的活性微生物。它通过调节宿主黏膜与系统免疫功能，或通过调节肠道内菌群平衡，促进营养吸收，保持肠道健康，从而产生有利于健康的单一微生物或组成明确的混合微生物。用于食品中的益生菌，必须是国家卫生健康委员会批准发布目录范围内的菌株，常见的有双歧杆菌、凝结芽孢杆菌、丁酸梭菌、嗜酸乳杆菌、干酪乳杆菌和鼠李糖乳杆菌等。

果香秀 什么是益生元呢？

蔬东坡 益生元是指一些不被宿主消化吸收，却能够选择性地促进体内有益菌的代谢和增殖，从而改善宿主健康的有机物质。成功的益生元应在通过上消化道时，大部分不被消化而能被肠道菌群发酵。最重要的是，它只能刺激有益菌群的生长，而不刺激有潜在致病性或腐败活性的有害细菌生长。最基本的益生元是碳水化合物，但从定义上来讲，并不排除被用作益生元的非碳水化合物物质。目前，常用的益生元是低聚糖类，包括低聚果糖、低聚半乳糖、低聚木糖、低聚异麦芽糖、大豆低聚糖和菊粉等。最新研究表明，植物多酚也具有益生元的功能，因此天然植物中的蔬菜、中草药、野生植物等也能作为益生元使用。

茶茗媛 牛奶中的酪蛋白有什么营养成分呢?

蔬东坡 牛奶是优质蛋白质的来源,牛奶中的蛋白质主要有两大类:酪蛋白和乳清蛋白。酪蛋白中含有丰富的必需氨基酸,还含有人体特别需求的蛋氨酸、苯丙氨酸及酪氨酸。另外,酪蛋白中结合了重要的矿物元素,如钙、磷、铁、锌等。酪蛋白具有 pH 敏感性,因此在肠胃的酸性环境下可以凝固变成凝胶状,这也是酪蛋白消化缓慢的原因所在。酪蛋白消化慢有很多好处,如可以长时间持续提供蛋白质。

油不腻 牛奶中的乳清蛋白有什么营养功效呢?

蔬东坡 乳清蛋白所含的必需氨基酸种类齐全,组成模式与人体相似,其氨基酸配比恰当,容易消化吸收,具有极高的生物利用价值,是优质的蛋白来源。乳清蛋白含有多种生物活性成分,包括β-乳球蛋白、α-乳白蛋白、人血清白蛋白、免疫球蛋白、乳铁传递蛋白、乳过氧物酶及多种生长因子和生物活性肽。

牛奶之辨别

果香秀 纯牛奶与乳饮料有哪些区别呢?

蔬东坡 两者最大的区别在于蛋白质含量不同。按照国家相关规定,纯牛乳(纯牛奶)、纯酸牛乳(酸奶)蛋白质含量不得低于 2.9%;调制乳中蛋白质含量不得低于 2.3%;乳酸饮料和酸酸乳饮料蛋白质含量不得低于 1.0%;而乳酸菌饮料蛋白质含量不得低于 0.7%。因此,纯牛乳、发酵乳、风味发酵乳、调制乳等蛋白质含量高于 2.3% 的产品都属于纯乳制品,常见产品有纯牛奶、风味酸牛奶、旺仔牛奶等;而蛋白质含量低于 2.3% 的产品一般都是乳饮料,常见产品主要有酸酸乳、优酸乳、AD 钙奶等乳酸饮料和乳酸菌饮料。

油不腻 购买时,如何区分纯乳制品和乳饮料呢?

蔬东坡 首先,看产品的种类名称。蛋白质含量没有达到纯乳制品要求的产品，必须要在外包装上标注"饮料、饮品、乳饮料"等。

产品种类：配制型含乳饮料
产品标准代号：GB/T 21732

其次，看该产品蛋白质的含量。如果蛋白质含量低于2.3％，该产品就不应该属于纯乳制品。那么，怎么查看产品的蛋白质含量呢？如下图所示，产品包装上"营养成分表"中的2.7g，指的是每100g该产品中的蛋白质含量，因此该产品的蛋白质含量就是2.7％，属于纯乳制品。

营养成分表

项目	每100g	NRV%
能量	377kJ	4%
蛋白质	2.7g	5%
脂肪	3.2g	5%
碳水化合物	12.5g	4%

果香秀 巴氏杀菌牛奶、巴氏杀菌乳、巴氏鲜奶、纯牛奶、酸奶、甜牛奶和鲜牛奶有哪些区别呢？

蔬东坡 巴氏杀菌牛奶是将生牛乳通过巴氏杀菌法加工（牛奶加热到75～90℃杀菌，保温15～16秒）而获得的牛奶，也称为巴氏杀菌乳、巴氏鲜奶或鲜牛奶。纯牛奶是经瞬时高温（135～160℃）灭菌处理的超高温灭菌乳。甜牛奶是在纯牛奶的基础上添加糖分得来的。酸奶是以生牛乳为原料，经过巴氏杀菌后再向牛奶中添加有益菌，经发酵后，再冷却而成的一种牛奶制品。

鱼美鲜 纯牛奶和鲜牛奶有哪些区别呢？

蔬东坡 一是杀菌方式不同。鲜牛奶是以鲜牛乳为原料，通常采用巴氏杀菌方式，经过85℃低温加热处理的生鲜牛奶。纯牛奶属于常温奶，是经瞬时高温灭菌处理的超高温灭菌乳，其灭菌的瞬时温度至少 135℃，能完全破坏其中可生长的微生物和芽孢，这种奶能在常温下保存。二是营养价值不同。鲜牛奶由于杀菌温度不高，在杀死有害菌的同时，能最大限度地保存牛奶中的营养活性物质，并且不添加任何稳定剂、增稠剂、乳化剂等。纯牛奶经过高温灭菌后，牛奶营养成分损失较大，尤其是钙和维生素。从新鲜度和营养角度看，鲜牛奶要优于纯牛奶。形象地打个比方，巴氏杀菌奶好比新鲜水果，而超高温灭菌奶好比水果罐头。

油不腻 在预防肥胖方面，含糖植物奶和纯牛奶哪个具有优势呢？

蔬东坡 植物奶是用富含蛋白质和脂肪的植物种子（如大豆、核桃、花生等）或果实（如椰子等）制成的饮品。研究显示，制备植物奶的一些原料，如燕麦、大米、板栗、大豆、杏仁、榛子等，含有一定的维生素、膳食纤维和矿物质。但在钙、蛋白质、糖、饱和脂肪、维生素 D_2 等物质的含量上，植物奶的营养价值远不及牛奶。有人希望通过喝植物奶来补充膳食纤维。实际上，要做成口感细腻的饮料，大部分膳食纤维会被除去，所以要补充膳食纤维，还是直接吃杏仁、花生等果仁的效果更好。另外，虽然植物奶来自植物，没有胆固醇，饱和脂肪的含量也低，但这并不能说明植物奶比牛奶更有利于预防肥胖。实际上，市场上销售的大部分植物奶都含有不少糖。流行病学调查表明，在同等条件下，奶类食物是不容易使人发胖的，而含糖的饮料会使人发胖。所以，在预防肥胖方面，含糖植物奶并不比纯牛奶具有优势。

茶茗媛 水牛奶的营养特点有哪些呢？

蔬东坡 主要有四个特点。一是水牛奶的乳脂率、乳蛋白率和乳中总固型物含量显著高于黑白花奶牛产的牛奶。1 千克水牛奶相当于黑白花奶牛所产的牛奶 1.85 千克，水牛奶的乳脂肪、乳蛋白分别为黑白花奶牛所产的牛奶的 2 倍和 1.5 倍。二是水牛奶富含锌、铁、钙等矿物质元素，其含量分别是黑白花奶牛所产的牛奶的 12.3 倍、79 倍和 1.3 倍。三是水牛奶具有较低的热容和较高的热传导性和膨胀性。水牛奶的乳脂肪球较大，乳脂肪密度、熔点也较高；水牛奶的乳糖含量、乳蛋白与酪蛋白含量等要高于普通牛奶。四是水牛奶的干物质含量比普通牛奶高 20% 左右，用于制作乳产品时产出

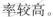

率较高。

果香秀 水牛奶适合所有人喝吗？

蔬东坡 对某种食品进行综合评价时，不能只看单项营养素含量的高低，还要看补充营养的效果，有时高营养也可能意味着营养过剩。虽然水牛奶在营养含量方面高于普通牛奶，但脂肪含量高达 7.5％ 以上，是普通牛奶的 2～3 倍。水牛奶中的反式脂肪酸占总脂肪酸的比例达 3.61％，也略高于普通牛奶的 2.79％。不过，原料奶的营养素含量不等于加工产品的营养素含量。原料奶在加工时，其所含的各种成分要经过标准化调配，水牛奶较大的脂肪球也会经加工而变小。所以，各种水牛奶加工产品中的脂肪含量到底有多高，还要看产品包装上的营养成分表。市面上卖得比较火的几款水牛奶，其实都是部分脱脂，其成分表中所写的脂肪含量与普通牛奶的脂肪含量接近，口感也没有全脂的那么浓郁。如果想补充更多的蛋白质和钙的话，多喝一点普通牛奶即可满足需要。但如果买水牛奶，往往价格贵至少一倍，有可能脂肪摄入过量，部分人群还可能因乳糖不耐导致腹泻，因此水牛奶并不是适合所有人喝。

鱼美鲜 为什么比起普通牛奶，水牛奶的奶味更浓、营养更丰富呢？

蔬东坡 水牛奶比起普通牛奶，的确有更多营养成分，口感也更浓郁。在国家标准中，对生牛乳的蛋白质含量要求是达到 2.8％ 以上，市面上一些优质奶源地出产的普通纯牛奶蛋白质含量一般是 3.2％，高端一些的可以达到 3.6％。而许多水牛品种产的奶蛋白质含量都能轻松突破 4.0％。水牛奶的蛋白质含量和脂肪含量都更多，而这两点是决定牛奶口感的重要因素，因此，比起普通牛奶，水牛奶的奶味更浓、营养更丰富（见下表）。

营养成分	水牛奶	普通牛奶
蛋白质（克/100 毫升）	4.0	3.2
脂肪（克/100 毫升）	7.4	3.2
钙（毫克/100 毫升）	191	113
维生素 A（微克/100 毫升）	69	46

牛奶之营养

果香秀 喝牛奶有哪些好处呢？

蔬东坡 牛奶是人人皆知的营养饮料，有较好的保健价值。牛奶是完全蛋白质食品，对脑髓和神经的形成及发育有重要作用。牛奶脂肪中胆固醇的含量比肉、蛋类低。牛奶能中和胃酸，防止胃酸对溃疡面的刺激。冰冻牛奶可使血管收缩，能缓解消化道溃疡出血的症状。用牛奶发酵制成的酸奶，能减轻有毒物质对人体的侵害，并能刺激胃液分泌，增强胃肠消化功能，适宜患肝脏病和胃肠病的人、身体衰弱者以及婴幼儿饮用。

鱼美鲜 睡前喝牛奶可以缓解失眠吗？

蔬东坡 牛奶中的确含有镇静、预防失眠的物质，比如色氨酸、钙、维生素 B_6 等，但牛奶并不是安眠药，并不催眠，它对睡眠的影响微乎其微。事实上，睡前吃东西反而可能干扰睡眠。睡前 2～3 小时最好别吃东西，渴了喝半杯温水更合适。

茶茗媛 我问一个老年人关心的问题，老年人一定要选低脂牛奶吗？

蔬东坡 过去确实是推荐老年人喝脱脂或低脂的牛奶，但现在营养学界一些新的指导原则认为，并没有这个必要。《中国居民膳食指南（2016）》推荐成人每天饮用 300 克牛奶。100 克全脂牛奶含 3 克左右的脂肪，低脂牛奶脂肪含量为 1％～2％，以一天 300 克牛奶的摄入量计算，喝低脂牛奶或脱脂牛奶，摄入的脂肪并没有少太多。并且，目前中国人牛奶摄入量普遍偏低，有很多人达不到一天 300 克的量，脂肪摄入量的差距就更小了。

茶茗媛 听说牛奶中的钙老年人吸收不了，对吗？

蔬东坡 有很多老年人相信"牛奶中的钙对于老年人而言很难吸收"的说法，因此对牛奶敬而远之。但是专家指出，肠胃功能和吸收功能因人而异，并不存在"老年人群体难以吸收牛奶中钙质"的说法。牛奶是自然界中最好的钙源之一，对老年人预防骨质疏松、降低胆固醇、补充矿物质等有很大帮助。但应注意牛奶不宜久煮，也不要加鸡蛋，以免影响消化吸收，更不要在牛奶中再加钙粉，以免造成钙离子沉淀。

牛奶之选购

油不腻 如何选择放心奶呢？

蔬东坡 首先，要在有牛奶生产经营资质的正规商家处购买牛奶产品，要选择信誉好的大品牌厂商生产的有密封包装的牛奶，不要购买散装的牛奶。不要购买现挤现卖、未经消毒的牛奶。其次，要注意查看包装上的说明信息，查看是否有执行标准信息等。同时，特别注意"含奶饮料"和"含乳饮料"都不是牛奶，其营养价值无法与真正的牛奶相比。最后，要注意保质期，不要购买超过保质期或马上就要到期的牛奶。

鱼美鲜 如何判断牛奶的新鲜度呢？

蔬东坡 通常鲜牛奶是呈乳白色或微黄色的均匀流体，无沉淀、无凝块、无杂质、无黏稠。鲜牛奶含有糖类和挥发性脂肪酸，因而略带甜味和清香纯净的乳香味，无异味。将牛奶倒入杯中晃动，奶液易挂壁。滴一滴牛奶在玻璃上，乳滴成圆形，不易流散。把牛奶煮沸后稍凉，表面有奶皮乳脂的是好奶；若表面出现豆腐花状凝结或有絮状物产生，则表示牛奶不新鲜或已变质，是陈奶或变质奶。

酸　　奶

米小颜 我平常喜欢喝酸奶，酸奶是怎样炼成的呢？

蔬东坡 酸奶又称酸乳，是以牛奶为主要原料，经乳酸菌发酵而制成的一种营养丰富、风味独特的食品，深受人们喜爱。牛奶之所以会发酵变成酸奶离不开乳酸菌的作用。乳酸菌是广泛分布在自然界中，能够利用葡萄糖或其他糖类进行发酵产生大量乳酸的一类兼性厌氧细菌。其种类繁多，常见的有乳酸杆菌、乳酸链球菌、双歧杆菌等。在无氧条件下，牛奶中原有的天然乳酸菌或人工添加的乳酸菌能够将牛奶中的乳糖分解，产生大量乳酸，导致牛奶的 pH 下降，牛奶变酸，而酸性条件又能够让牛奶中的乳酪蛋白发生凝结沉淀，从而使牛奶变稠，成为又酸又稠的酸奶。许多人乳糖不耐受，喝了牛奶会出现腹胀、腹痛、腹泻。而酸奶将乳糖基本上全部转化成了乳酸，因此避免了该问题。此外，酸度适中的酸奶还可以促进食欲，抑制肠道有害菌生长，增加胃肠蠕动。

果香秀 鲜牛奶和酸奶哪个更营养呢？

蔬东坡 酸奶是由鲜牛奶经特定微生物发酵后形成的产品，与鲜牛奶相比在营养方面更具特色。一是乳糖含量降低，可以缓解乳糖不耐症；二是蛋白质经微生物适度分解后，更易消化吸收；三是微生物的生长可以合成多种脂肪酸，使酸奶的脂肪酸组成更加丰富；四是牛奶中的矿物质经微生物转化后，大多变成了有机形式，更易被吸收；五是有些用于酸奶加工的微生物具有益生菌的特性，可以改善肠道微生物平衡。而且，由于在鲜牛奶发酵过程中，部分乳糖被分解成半乳糖和葡萄糖，对于缺乏乳糖酶的人来说，酸奶的吸收率比鲜牛奶高。如果对鲜牛奶没有不良反应，还是鼓励消费者直接饮用鲜牛奶（每天可饮用 500 毫升以上），以减少食用各种不必要的添加剂。

茶茗媛 如何在多样化的市场上选购酸奶呢？

蔬东坡 一看乳含量。一般而言，乳含量高的酸奶的口感和营养价值都会更高，参看配料表时，会注意到有些酸奶采用复原乳为原料，大家可以注意一下这个信息。

二看糖含量。酸奶的营养成分表上会标注碳水化合物含量（糖含量），一般而言，糖含量以不超过 12％为佳。糖含量过高的酸奶热量较高，长期食用容易增加肥胖和其他慢性病的风险，而且对于儿童而言还更容易产生龋齿等牙科问题，不利于身体健康，因此建议选择糖含量低的无糖或者半糖酸奶。风味酸奶一般糖含量较高，建议选择原味酸奶，然后添加一些孩子喜欢的水果和坚果来搭配。

三看脂肪含量。国家标准规定，全脂酸奶的脂肪含量不能低于 3.1％，风味酸奶的脂肪含量不能低于 2.5％。若家长不希望孩子长胖，可以选择低脂酸奶。

　　四看保质期。一般低温酸奶的保质期是 21 天，常温酸奶是三个月到半年不等，尽量选择临近生产日期的。

油不腻　乳及乳制品中常见的食品安全危害因素有哪些呢？

蔬东坡　主要有三类危害因素：一是化学污染物，主要指来自环境的重金属污染、兽药残留以及来源于牧草的农药残留。二是生物污染物，主要指食源性有害微生物及生物毒素（包括通过食物链转移的真菌毒素和细菌毒素等）。三是乳制品中的非法添加物，如三聚氰胺等。具有良好操作规范的牧场及加工企业生产的产品，其安全性还是值得信赖的。

鱼美鲜　如何看待乳制品中的添加剂呢？

蔬东坡　通常在老酸乳、乳饮料的配料表中有黄原胶、果胶、羧甲基纤维素钠、柠檬酸、柠檬酸钠等多种食品添加剂。对于现代食品工业而言，食品添加剂是绕不开的，消费者也不必"谈添加剂色变"。只要按照国家规定的标准科学添加，是可以接受的。

米小颜　为什么活菌酸乳的保质期一般只有 14 天呢？

蔬东坡　未经灭菌处理的酸牛乳一般都含有较多的活性乳酸菌，这些乳酸细菌即使在冷链的情况下，也还可以缓慢生长，继续产生酸，从而改变酸牛乳的口感；同时，由于酸度增加，蛋白质的持水力下降，酸牛乳表面会有较多的乳清析出，产品出现分层，影响产品质量。个别产品可能会滋生酵母或者霉菌，导致产品失去食用价值。

羊　　奶

果香秀　羊奶产品的种类有哪些呢？

蔬东坡　主要有四种：一是羊奶粉。羊奶粉是占我国羊奶市场份额最多的产品，生产羊奶粉的乳品厂大部分集中在陕西、山东、辽宁等地。二是液态纯羊奶。液态纯羊奶按杀菌方式分为巴氏杀菌羊奶和超高温灭菌羊奶。巴氏杀菌羊奶保存时间短，超高温灭菌羊奶会出现蛋白沉淀，因此如今我国市场上液态纯羊奶产品流通相对较少，制约着液态纯羊奶市场的发展。三是发酵羊奶。发酵羊奶是向羊奶中添加对人体有益的乳酸菌进行发酵，不仅可以改善羊乳的风味和口感，还具有一定的保健价值，产品包括酸羊奶和活性羊乳饮料。四是羊奶酪。羊奶酪是以鲜羊乳为原料，经杀菌、凝乳、排除乳清、压榨、发酵成熟而制成的一种发酵乳制品。

茶茗媛 喝羊奶有哪些好处呢？

蔬东坡 主要有两个好处：一是补钙。喝羊奶可以帮助身体有效地补钙，因为羊奶中钙和磷的含量是非常高的，比牛奶中钙和磷的含量要更高一些，并且羊奶内还含有丰富的蛋白质和维生素，可以快速地让其中的营养成分被身体吸收利用，补钙效果非常好。二是弥补膳食结构不足。很多人的日常饮食都存在种类过于单一、营养不均的问题，而羊奶内含有的营养元素、脂肪以及乳糖等物质，可以有效帮助弥补天然植物营养的不足。

鱼美鲜 为什么人体对羊奶的吸收效果比牛奶好呢？

蔬东坡 奶制品中不易被人体消化的是脂肪。牛奶的脂肪球大，而且含有凝集素，使脂肪球粘在一起。而羊奶的脂肪球与蛋白质颗粒只有牛奶的 1/3，且颗粒大小均匀，而且其蛋白质结构与母乳相同，乳清蛋白含量高，蛋白凝块细而软，不含牛奶中可致过敏的异性蛋白，有助于被人体吸收利用。羊奶的脂肪结构与母乳相同，碳链短，不饱和脂肪酸含量高，呈良好的乳化状态，更有利于被机体直接利用，多饮用也不会在体内形成脂肪堆积。

茶茗媛 牛、羊奶品质的评定指标有哪些？

蔬东坡 奶中乳脂率、乳蛋白、体细胞数的大小直接决定了奶的品质。乳脂是奶主要的营养成分之一，乳脂率的高低是评定奶品质的重要指标。

油不腻 牛奶与羊奶有哪些区别呢？

蔬东坡　牛奶与羊奶都是富含各种营养物质的奶制品，它们的外观均呈乳白色，有腥味、微甜。牛奶和羊奶的主要区别为：一是根据蛋白质组学分析，二者的蛋白质组成有差异；二是牛奶中的脂肪酸是羊奶中的 3 倍；三是羊奶中的蛋白凝块细而软，牛奶中的蛋白凝块粗而硬；四是羊奶中含有较多的不饱和脂肪；五是羊奶中所富含的营养元素最接近人乳；六是羊奶呈弱碱性（pH 为 7.1～7.2），而牛奶呈弱酸性（pH 为 6.5～6.7）；七是羊奶的维生素 A 含量是牛奶的 3.5 倍，维生素 B_1 和维生素 B_2 的含量是牛奶的 1.3 倍。

鱼美鲜　牛奶、羊奶哪个营养价值更高呢？

蔬东坡　单从动物奶类方面来看，牛奶和羊奶并没有很大的区别，都含有比较优质的蛋白质、脂肪、钙等矿物质。一般而言，羊奶比牛奶的营养价值略高一些，但各有千秋。羊奶中维生素 A 含量高于牛奶，其蛋白质更易被吸收且人体不易过敏；牛奶比羊奶能更好地补充钙质，适合需要补钙的人群食用，但是容易发生牛奶过敏、乳糖不耐受症、上火等现象；而羊奶也缺乏叶酸、维生素 C，且铁质含量低，用鲜羊奶比用鲜牛奶喂养婴儿更易发生营养性贫血。因此，牛奶和羊奶哪个更好，也是因人而异的，要根据消费者年龄、生理状况和营养状况进行选择。

果香秀　羊奶粉比牛奶粉更接近母乳吗？

蔬东坡　在特种奶中，我国只允许羊奶和牦牛奶用于生产婴幼儿奶粉，婴幼儿配方奶粉中各种蛋白质、氨基酸、脂肪酸、维生素和矿物质的含量都必须依照国家标准执行。在婴幼儿配方奶粉的制作过程中，厂商要对羊奶或牛奶进行常规的"母乳化调整"，其中就包括调整原料中乳清蛋白和酪蛋白的比例，使其达到母乳中蛋白质的比例。母乳化调整后，它们的差异非常小，因此不存在谁比谁更接近母乳的说法。此外，由于鲜羊奶中缺乏叶酸及维生素 B_{12}，婴儿若仅食用羊奶，易引起巨幼红细胞贫血。如果家长要给孩子喝羊奶的话，必须选购添加了叶酸和维生素 B_{12} 的配方羊奶粉。

茶茗媛　喝羊奶需要注意的事项有哪些呢？

蔬东坡 需要注意以下三点：一是在煮羊奶的时候，不能使用高温蒸煮，最好是使用双层锅或者是隔水锅煮，温度不要过高，过高的温度会导致羊奶中的一些沉淀物被析出，破坏羊奶的营养价值。二是在喝羊奶的时候，注意不要与含酸的食物共同食用，因为羊奶本身是弱碱性的物质，含有大量的蛋白质和其他营养物质，在喝羊奶的同时食用酸性物质的话，很可能会导致蛋白质凝集，易导致消化不良。三是在打开羊奶之后，不要放置过长的时间，特别是在夏天温度较高的情况下，不要隔餐饮用羊奶。打开包装后的羊奶如果放置时间过长的话，会有大量的细菌繁殖，对健康非常不利。

驴　奶

果香秀 特色乳制品是指什么呢？

蔬东坡 特色乳制品是指以特种生乳（如水牛奶、牦牛奶、马奶、驴奶、驼奶等）为原料，经加工而成的乳制品。其制品一般具有显著地域特点和民族民俗特色，如奶皮子、奶豆腐、乳饼、乳扇、奶疙瘩、奶渣和马奶酒等。在我国，水牛主要分布于广西、云南、江苏、浙江等省份，虽然水牛奶产量较低，但品质优良；牦牛主要分布在我国西藏、青海、四川等少数民族居住的高原地区，牦牛奶的乳脂和干物质含量较高，素有"浓缩奶"之称；骆驼主要分布在内蒙古、新疆等地，驼奶富含维生素C和大量不饱和脂肪酸；驴奶产业主要集中在我国新疆地区，驴奶的干物质含量比牛奶要高，维吾尔族等少数民族经常用其来制作驴酸奶；马奶的生产主要集中在我国草原牧区，由于马奶的乳糖含量高，容易发酵，因此特别适宜制作马奶酒。

米小颜 驴也有奶吗？驴奶能喝吗？驴奶有没有异味呢？驴奶与牛、羊奶在感官、味觉上有什么区别呢？

蔬东坡 驴当然有奶。驴属于哺乳动物，凡是哺乳动物在哺乳期都会产奶。驴奶不仅能喝，而且口感细腻甘甜。鲜驴奶和鲜牛奶、鲜羊奶从感官上看没有什么区别，而在味觉上，驴奶的口感要稍淡于牛羊奶。

油不腻 驴奶为什么要比牛、羊奶更珍贵呢？

蔬东坡 因为驴奶的资源相对牛奶、羊奶要少得多。驴的产奶期短，产奶量少，一个泌奶期需要 100 多天，每天仅产 1 千克左右。我国的驴奶产区主要分布在新疆南疆喀什地区，资源较少，所以在市场上驴奶普遍比羊奶贵。

油不腻 驴奶的营养成分有哪些特点呢？

蔬东坡 驴奶中硒元素含量极高，每 100 毫升达 10 微克，是牛奶的 5.2 倍，属天然富硒食品。驴奶中维生素 C 的含量高，是牛奶的 4.75 倍，接近人乳。驴奶中乳清蛋白的含量高，占总蛋白含量的 64.3%，人乳为 71%，比羊奶和牛奶高 2 倍以上。驴奶中的脂肪和胆固醇含量低，脂肪总量为 1.5%，是牛奶的 40%。驴奶中钙磷比例为 1.77∶1，而母乳的钙磷比例为 2∶1。驴奶中人体必需的脂肪酸（亚油酸和亚麻酸）含量高，占脂肪总量的 30.7%，是牛奶的 9 倍。驴奶乳糖含量为 6.3%，牛奶乳糖含量为 4.7%，羊奶乳糖含量为 4.1%，驴奶乳糖含量相对更高。

果香秀 为什么驴奶比牛奶、羊奶更易于人体吸收呢？

蔬东坡 驴奶属于乳清蛋白性乳类，而牛奶、羊奶则属于酪蛋白性乳类。酪蛋白属于难溶性蛋白质，较难消化吸收；乳清蛋白属于可溶性蛋白质，更易被人体消化吸收。

鱼美鲜 为什么说驴乳是人体 EFA 的最佳来源之一呢？

蔬东坡 所谓 EFA 是指人体不可缺少而自身又不能合成必须通过食物供给的脂肪酸。花生四烯酸（AA）、二十碳五烯酸（EPA）、二十二碳六烯酸（DHA）等都是人体不可缺少的脂肪酸，但人体可利用亚油酸和 α-亚麻酸来合成这些脂肪酸。驴乳中富含 EFA，尤其是亚油酸，其含量占总脂肪的 27.95%，分别比牛乳、人乳、马乳高 25.36、18.38 和 14.76 个百分点；驴乳中亚油酸＋亚麻酸的含量占总脂肪酸的 30.7%，分别比牛乳、人乳、马乳高 27.2、20.51 和 13.17 个百分点。驴乳含丰富的人体必需脂肪酸。乳脂的 90％是由脂肪酸构成的。

果香秀　如何冲调驴奶粉才能使其溶解得更快呢？

蔬东坡　国家乳品工业技术研究中心有关负责人提醒说，无论冲调任何奶粉时都不该用沸水，应该用 45℃左右的温开水，因为过高的水温可以使奶粉中的蛋白质变性，一些维生素也会遭到破坏，降低其营养和食用价值。

奶　油

果香秀　奶油是什么呢？

蔬东坡　奶油是从牛奶、羊奶里面提取出来的呈黄色或者白色的脂肪性半固体食物，奶油是由没有均质化的生牛乳顶层的牛奶脂肪制作而成的乳制品。奶油的奶香浓郁，可用来涂抹面包，也可以用来制作蛋糕或者糖果。西餐的食物中经常添加奶油。

茶茗媛　奶油和酸奶油有哪些区别呢？

蔬东坡　奶油是由乳汁经离心分离后得到稀乳油，再经成熟、搅拌、压炼而制成的乳制品。奶油以乳脂肪为主要成分，营养丰富，可直接食用或作为其他食品（如冰淇淋、蛋糕等）的原料。酸奶油是由乳酸菌和风味产生菌发酵稀乳油而制成的一种发酵乳制品。它可以配以面包直接食用，但更广泛地被用于烹饪菜肴和烘焙各类糕点。它色泽乳白，风味独特，使各式菜肴多了一种乳香味，比如俄罗斯红菜汤和蘸酸奶油的俄式水饺。

茶茗媛　奶油是否适合人们食用呢？

蔬东坡　奶油是一种香味浓郁的食物，在用来制作西式料理时，起到提味、增香的作用，还可以让食物变得松脆可口。鲜奶油的用途则更为广泛，可以制作冰淇淋、装饰蛋糕、烹饪浓汤，以及冲泡咖啡和茶等。奶油中的脂肪含量比牛奶多很多倍，其中的非脂乳固体和水分含量都会大大降低，维生素 A 和维生素 D 含量很高。人体对奶油的消化率非常高，可达 95％以上，

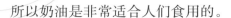

所以奶油是非常适合人们食用的。

油不腻 长期吃奶油有哪些危害呢？

蔬东坡 主要有三个危害：一是会增加血液中低密度脂蛋白（坏蛋白）胆固醇的含量，同时会减少可预防心脏病的高密度脂蛋白（好蛋白）胆固醇的含量，增加患冠心病的风险。二是增加血液黏稠度，促使血栓形成，加快动脉粥样硬化，增加糖尿病及乳腺癌的发病率。三是影响胎儿、婴幼儿和青少年的生长发育，并对中枢神经系统的发育造成不良影响，抑制前列腺素的合成。

米小颜 如何选购奶油呢？

蔬东坡 奶油非常受人们喜爱，是因为奶油的口感好。我们平常在选购奶油的时候，要注意看奶油是否透明并且呈淡黄色、带有特殊的芳香，一般这样的奶油质量是非常好的。奶油一般要放在冰箱里冷藏，冷藏 6～18 个月都是没问题的。

奶　　粉

果香秀 如何选购奶粉呢？

蔬东坡 首先，要闻气味。奶粉应带有轻淡的乳香气，如果有腥味、霉味、酸味，说明奶粉已变质。专家提醒，如果发现有脂肪酸败味，这主要是由于奶粉加工时杀菌不彻底，脂酶水解乳粉中的脂肪所致的；脂肪的氧化味，是由奶粉中的不饱和脂肪酸氧化所致的；陈腐气味和褐变，则是由奶粉受潮所致。其次，要看奶粉的溶解速度。可以先尝试使用试用装，了解下奶粉的冲调性如何，质量好的奶粉冲调性好，冲后无结块，液体呈乳白色，乳香味浓；质量差的奶粉，则不易被冲开，也无乳香味；淀粉含量较高的奶粉冲调后呈糨糊状，甚至有的还有很多气泡。此外，在选购奶粉品牌时，如果经济情况允许的话，最好选择规模较大、产品和服务质量较好的知名企业的产品。规模较大的生产企业技术力量雄厚，产品配方设计较为科学、合理，产品质量也有保证。

鱼美鲜 给婴儿喝鲜牛乳比喝配方奶粉好吗？

蔬东坡 　　错！婴幼儿的胃肠道、肾脏等系统发育尚不成熟，给婴儿喝鲜牛乳会产生很多危害。首先，鲜牛乳中的钙磷比例不合适，含量较高的磷会影响钙的吸收，而高含量的酪蛋白遇到胃酸后容易凝结成块，也不容易被胃肠道吸收。鲜牛乳中的乳糖主要是 α 型乳糖，会抑制双歧杆菌，并加速大肠杆菌滋生，容易诱发婴儿胃肠道疾病。同时，鲜牛乳中的矿物质会加重肾脏负担，使婴儿出现慢性脱水、大便干燥、上火等症状。鲜牛乳中的脂肪主要是动物性饱和脂肪，会刺激婴儿柔弱的肠道，使肠道发生慢性的隐性失血，引起贫血。而且鲜牛乳中还缺乏脑发育所需的多不饱和脂肪酸，不利于婴儿大脑发育。提醒一点，如果条件许可，配方奶粉可以一直喝，注意选择适合婴儿年龄的配方奶粉。

油不腻 奶粉是不是越贵越好呢？

蔬东坡 　　如果仔细研究一下各种奶粉的配方成分表，很容易就会发现，其中的营养成分都是国家标准中明确规定的那些种类，同类产品的价格不应该相差很多，但有些奶粉制造企业会故意炒作价格，所以在选择奶粉的时候要擦亮眼睛。一般来说，进口奶粉相对要贵一些，但并不能说明它们的质量就一定优于同类的国产奶粉。进口奶粉之所以贵，是因为要额外分担销售、运输、异地开发市场等费用和关税。

茶茗媛 如何选择进口婴儿奶粉呢？

蔬东坡 　　在中国市场上销售的进口奶粉有三种。一是在国内设厂加工来自国外的乳源而生产出的奶粉；二是通过某些渠道买到的只在欧美等国家、地区销售的奶粉，通常此类产品包装上没有中文，并且是针对国外宝宝的体质和需要设计的，未必适合中国宝宝，也就是我们常说的"水货"；三是原装进口版奶粉，即从乳源到包装均在国外完成，并针对中国宝宝体质和需要设计，这个是我们国家认可的真正原装进口奶粉。在进行选择时，要综合考虑乳源、口感、品牌等，切忌盲目跟风，要注意营养与吸收效果并重，其中最关键的是配方奶粉营养配比的合理性，符合孩子发育需求的才是好的。

果香秀 宝宝换奶粉拉肚子是什么原因呢？

蔬东坡 宝宝换奶粉产生腹泻的原因有两种。第一种是宝宝对奶粉中的营养成分不吸收，如乳糖不吸收等，在这种情况下需要换别的奶粉。第二种，大多数情况下是由于经常换奶粉或换奶粉的方法不当，造成宝宝肠道不适才会拉肚子。

鱼美鲜 宝宝经常换奶粉好不好呢？

蔬东坡 答案当然是否定的。正确的换奶粉方法为：第一天在原来吃的奶粉里添加1/3的新奶粉，过了两三天的适应期后，如果宝宝能接受，就将比例调整为1∶1再适应两三天，然后将新旧奶粉比例调整为2∶1再适应两三天，最后完全过渡到新奶粉。给宝宝换奶粉是一个循序渐进的过程，妈妈们切不可图省事。

果香秀 宝宝换奶粉拉肚子应该如何缓解呢？

蔬东坡 妈妈可以给宝宝吃一些胡萝卜泥或苹果泥，帮助宝宝缓解换奶粉拉肚子的症状。还可以在医生指导下服用对症的药物来缓解症状。待宝宝好后，建议给宝宝服用一些儿童益生菌等，增强宝宝的肠道免疫力。

其　　他

油不腻 人们为什么不喝猪奶呢？

蔬东坡 猪奶的味道有点像杏仁，营养与牛奶旗鼓相当，那为什么很少听说喝猪奶呢？首先，猪的哺乳期很短，只有2个月，而牛的哺乳期有9个月。而且在这2个月中，由于猪的乳腺导管短，存不了奶，只能"即喝即挤"。因此，猪奶产量低、成本高。其次，在挤奶的过程中，猪分泌乳汁的速度极慢且时间短，母猪从放奶到结束，整个过程只有一分钟。所以人们不喝猪奶的原因，简而言之就是难挤到、产量少、成本高。

果香秀 含乳饮料可以当奶喝吗？

蔬东坡 含乳饮料是以牛奶或乳制品为原料加工制成的，如优酸乳、AD钙奶、养乐多等。含乳饮料的本质是饮料，无法满足人体对乳制品营养的需求。如果把含乳饮料当奶喝，摄取的营养可能就不足了。选购乳制品时，大家可注意看标签上产品的配料表，"水"排在第一位的一般为含乳饮料；另外，还可以看产品标签上的营养成分表，蛋白质含量低于"2.3克/100克"的为含乳饮料。

鱼美鲜 马奶的营养成分有哪些呢？

蔬东坡 马奶含有蛋白质、脂肪、糖类、磷、钙、钾、钠、维生素A、维生素B_1、维生素B_2、维生素C、烟酸、肌醇等多种成分。与牛奶相比，马奶的乳糖含量高3倍，而脂肪含量低1倍，不饱和脂肪酸和低分子脂肪酸的含量要比牛奶高4倍以上，也极易被人体吸收。

油不腻 骆驼奶的营养成分有哪些呢？

蔬东坡 骆驼奶的蛋白质和钙含量均高于牛奶，脂肪含量低于牛奶，维生素C的含量是牛奶的3倍，骆驼奶的铁含量很高，并含有类胰岛素因子，可以促进胰腺分泌胰岛素。

米小颜 奶茶到底是奶还是茶呢？

蔬东坡 "奶茶"从字面上讲，即"奶"加"茶"，因为它既有奶的醇香，又有茶的清爽，成为很多人迷恋的饮品。其实，它既不是奶，也不是茶。正宗的奶茶是由牛奶和茶水煮制而成的。但是当前市场上很多奶茶其实是由奶精、果味粉、珍珠、甜蜜素、茶水冲泡而成的，对人体是不太健康的。奶精就是氢化植物油、糊精、酪蛋白酸钠、奶油香精、乳化剂、抗结剂等成分的混合物。其中脂肪含量达20%～75%，热量比淀粉还要高。

蔬东坡 至此，咱们"愿你吃好"游学团完成了奶类科普基地的学习，晚上回去后再消化一下，变成自己的知识哦。为了大家能够掌握并运用今天学的知识，我把部分重点内容设计成了"极简操作卡""极简辨别卡"和"极简表格"。

极简操作卡

1. 选择放心奶，记住这三点

首先，要在有牛奶生产经营资质的正规商家处购买牛奶产品，要选择信誉好的大品牌厂商生产的有密封包装的牛奶，不要购买散装的牛奶。不要购买现挤现卖、未经消毒的牛奶。

其次，要注意查看包装上的说明信息，查看是否有执行标准信息等。同时，特别注意"含奶饮料"和"含乳饮料"都不是牛奶，其营养价值无法与真正的牛奶相比。

最后，要注意保质期，不要购买超过保质期或马上就要到期的牛奶。

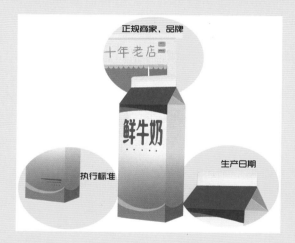

2. 辨别鲜牛奶，记住一看、二闻、三晃、四煮

一看：通常鲜牛奶是呈乳白色或微黄色的均匀流体，无沉淀、无凝块、无杂质、无黏稠。二闻：鲜牛奶含有糖类和挥发性脂肪酸，因而略带甜味和清香纯净的乳香味，无异味。三晃：将牛奶倒入杯中晃动，奶液易挂壁。滴一滴牛奶在玻璃上，乳滴成圆形，不易流散。四煮：把牛奶煮沸后稍凉，表面有奶皮乳脂的是好奶；若表面出现豆腐花状凝结或有絮状物产生，则表示牛奶不新鲜或已变质，是陈奶或变质奶。

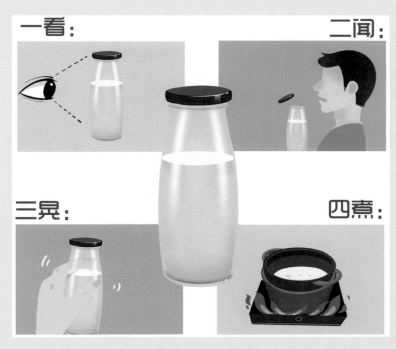

一看：   二闻：

三晃：   四煮：

3. 四看法选择酸奶

一看乳含量。一般而言，乳含量高的酸奶的口感和营养价值都会更高，参看配料表时，会注意到有些酸奶采用复原乳为原料，因而大家可以注意一下这个信息。

二看糖含量。酸奶的营养成分表上会标注碳水化合物含量（糖含量），一般而言，糖含量以不超过 12% 为佳。建议选择糖含量低的无糖或者半糖酸奶。风味酸奶一般糖含量较高，建议选择原味酸奶，然后添加一些孩子喜欢的水果和坚果来搭配。

三看脂肪含量。国家标准规定，全脂酸奶的脂肪含量不能低于3.1%，风味酸奶的脂肪含量不能低于 2.5%。若家长不希望孩子长胖，可以选择低脂酸奶。

四看保质期。一般低温酸奶的保质期是 21 天，常温酸奶是三个月到半年不等，尽量选择临近生产日期的。

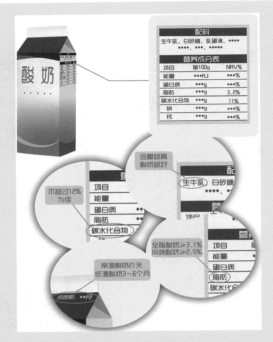

4. 选购奶油,记住透明、淡黄与芳香

平常在选购奶油的时候,要注意看奶油是否透明并且呈淡黄色、带有特殊的芳香,一般这样的奶油质量是非常好的。奶油一般要放在冰箱里冷藏,冷藏 6~18 个月没问题。

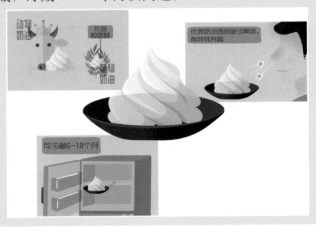

5. 喝羊奶，记住这三点

①在煮羊奶的时候，不能使用高温蒸煮，最好是使用上层锅或者是隔水锅煮，温度不要过高，过高的温度会导致羊奶中的一些沉淀物被析出，破坏羊奶的营养价值。

②在喝羊奶的时候，注意不要与含酸的食物共同食用，因为羊奶本身是弱碱性的物质，含有大量的蛋白质和其他营养物质，在喝羊奶的同时食用酸性物质的话，很可能会导致蛋白质凝集，易导致消化不良。

③在打开羊奶之后，不要放置过长的时间，特别是在夏天温度较高的情况下，不要隔餐饮用羊奶。打开包装后的羊奶如果放置时间过长的话，会有大量的细菌繁殖，对健康非常不利。

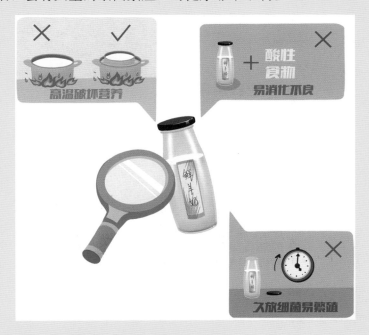

极简辨别卡

1. 奶产品名称多，搞清区别好处多

巴氏杀菌牛奶是将生牛乳通过巴氏杀菌法加工（牛奶加热到75～90℃杀菌，保温15～16秒）而获得的牛奶，也称为巴氏杀菌乳、巴氏鲜奶和鲜牛奶。纯牛奶是经瞬时高温（135～160℃）灭菌处理的超高温灭菌乳。甜牛奶是在纯牛奶的基础上添加糖分得来的。酸奶是以生牛乳为原料，经过巴氏杀菌后再向牛奶中添加有益菌，经发酵后，再冷却而成的一种牛奶制品。

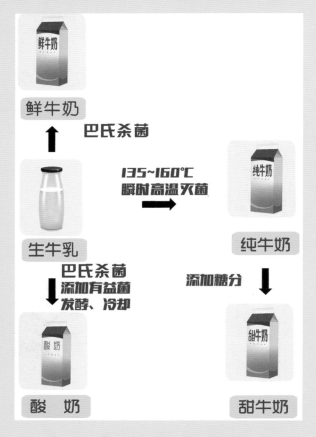

2. 鲜牛奶和酸奶有区别，不同有五点

酸奶是由鲜牛奶经特定微生物发酵后形成的产品，与鲜牛奶相比在营养方面更具特色。一是乳糖含量降低，可以缓解乳糖不耐症；二是蛋白质经微生物适度分解后，更易消化吸收；三是微生物的生长可以合成多种脂肪酸，使酸奶的脂肪酸组成更加丰富；四是牛奶中的矿物质经微生物转化后，大多变成了有机形式，更易吸收；五是有些用于酸奶加工的微生物具有益生菌的特性，可以改善肠道微生物平衡。而且，由于在鲜牛奶发酵过程中，部分乳糖被分解成半乳糖和葡萄糖，对于缺乏乳糖酶的人来说，酸奶的吸收率比鲜牛奶高。如果对鲜牛奶没有不良反应，还是鼓励消费者直接饮用鲜牛奶（每天可饮用 500 毫升以上），以减少摄入各种不必要的添加剂。

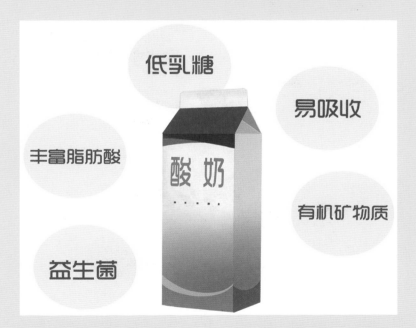

3. 羊奶粉比牛奶粉更接近母乳，认识有点不客观

在特种奶中，我国只允许羊奶和牦牛奶用于生产婴幼儿奶粉，婴幼儿配方奶粉中各种蛋白质、氨基酸、脂肪酸、维生素和矿物质的含量都必须依照国家标准执行。

在婴幼儿配方奶粉的制作过程中，厂商要对羊奶或牛奶进行常规的"母乳化调整"，其中就包括调整原料中乳清蛋白和酪蛋白的比例，使其达到母乳中蛋白质的比例。母乳化调整后，它们的差异非常小，因此不存在谁比谁更接近母乳的说法。此外，由于鲜羊奶中缺乏叶酸及维生素 B_{12}，婴儿若仅食用羊奶，易引起巨幼红细胞贫血。如果家长要给孩子喝羊奶的话，必须选购添加了叶酸和维生素 B_{12} 的配方羊奶粉。

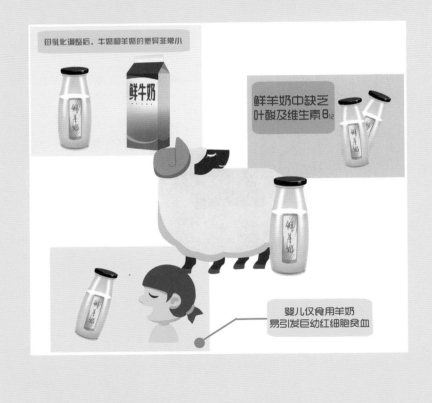

极 简 表 格

鲜牛奶和纯牛奶的区别

	鲜牛奶	纯牛奶
杀菌方式	是以鲜牛乳为原料，通常采用巴氏杀菌方式，经过85℃低温加热处理的生鲜牛奶	属于常温奶，是经瞬时高温灭菌处理的超高温灭菌乳，其灭菌的瞬时温度至少135℃，能完全破坏其中可生长的微生物和芽孢，这种奶能在常温下保存
营养价值	由于杀菌温度不高，在杀死有害菌的同时，能最大限度地保存牛奶中的营养活性物质，并且不添加任何稳定剂、增稠剂、乳化剂等	经过高温灭菌后，牛奶营养成分损失较大，尤其是钙和维生素。从新鲜度和营养角度看，鲜牛奶要优于纯牛奶

羊奶产品的种类

名称	简介
羊奶粉	羊奶粉是占我国羊奶市场份额最多的产品，生产羊奶粉的乳品厂大部分集中在陕西、山东、辽宁等地
液态纯羊奶	液态纯羊奶按杀菌方式分为巴氏杀菌羊奶和超高温灭菌羊奶。巴氏杀菌羊奶保存时间短，超高温灭菌羊奶会出现蛋白沉淀，因此如今我国市场上液态纯羊奶产品流通相对较少，制约着液态纯羊奶市场的发展
发酵羊奶	发酵羊奶是向羊奶中添加对人体有益的乳酸菌进行发酵，不仅可以改善羊乳的风味和口感，还具有一定的保健价值，产品包括酸羊奶和活性羊乳饮料
羊奶酪	羊奶酪是以鲜羊乳为原料，经杀菌、凝乳、排除乳清、压榨、发酵成熟而制成的一种发酵乳制品

羊奶与牛奶的区别

指标	羊奶	牛奶
外观	乳白色，味道有腥味，微甜	乳白色，味道有腥味，微甜
脂肪酸	脂肪酸是牛奶的三分之一	脂肪酸是羊奶的3倍
蛋白质	蛋白质更易吸收且不易过敏，蛋白凝块细而软	蛋白凝块粗而硬
脂肪	含有较多的不饱和脂肪	脂肪为饱和脂肪

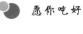
（续）

指标	羊奶	牛奶
营养价值	一般而言，羊奶比牛奶的营养略高一些，含有比较优质的蛋白质、脂肪、钙等矿物质。含有独特的营养元素乳清蛋白、乳铁蛋白，更接近于人乳	含有比较优质的蛋白质、脂肪、钙等矿物质。牛奶比羊奶能更好地补充钙质，适合需要补钙的人群食用，但是容易发生牛奶过敏、乳糖不耐受、上火等现象
酸碱性	呈弱碱性，pH 为 7.1～7.2	呈弱酸性，pH 为 6.5～6.7
维生素	维生素 A 含量是牛奶的 3.5 倍，维生素 B_1 和维生素 B_2 含量是牛奶的 1.3 倍。但羊奶缺乏叶酸、维生素 C 且铁质含量低	
过敏原	不含过敏原（γ-酪蛋白和 α-IS 酪蛋白）	

常见奶品的营养成分

品类	营养成分
牛奶	牛奶的营养物质含量和比例与人体所需要的营养比较接近。根据现代营养学研究发现，每 100 克的牛奶中，水分约 87 克、蛋白质 2.8%～3.4%、脂肪 3.5～4.2 克、乳糖 4.6～4.8 克、碳水化合物 5 克、钙 120 毫克，另外还含有铁、维生素 A、维生素 B、烟酸、维生素 C 等，可以为人体提供丰富的营养。牛奶中所含有的蛋白质都是优质蛋白质，主要为酪蛋白、球蛋白、乳蛋白等，其中包含人体生长发育所需要的全部氨基酸，这是其他食物无法比拟的。牛奶中各种矿物质元素和微量元素比例比较合适，而且容易被人体吸收。牛奶含钙量比较高，利于人体骨骼、牙齿等生长。牛奶中的乳糖是半乳糖和乳糖，是一种最容易消化吸收的糖类，不过乳糖不耐受的人不适合喝牛奶
羊奶	一般分为山羊奶和绵羊奶，羊奶颜色比牛奶略白，具有一股特殊的膻味，市面上以羊奶粉为主要产品形态。每千克羊奶的热量比牛奶高 210 千焦，脂肪含量为 3.6%～4.5%（脂肪球直径 2 微米左右），更容易被吸收。羊奶富含短链脂肪酸，低级挥发性脂肪酸占所有脂肪酸含量的 25% 左右，而牛奶中则不到 10%。羊奶的酪蛋白与乳清蛋白之比为 75：25，更接近人乳。羊奶的矿物质含量为 0.86%，比牛奶高 0.14%
马奶	马奶含有蛋白质、脂肪、糖类、磷、钙、钾、钠、维生素 A、维生素 B_1、维生素 B_2、维生素 C、烟酸、肌醇等多种成分。和牛奶相比，马奶的乳糖含量高 3 倍，而脂肪含量低 1 倍，但质量更优。其不饱和脂肪酸和低分子脂肪酸的含量要比牛奶高 4 倍以上，也容易被人体吸收
骆驼奶	骆驼奶的蛋白质和钙含量均高于牛奶，脂肪含量低于牛奶，维生素 C 的含量是牛奶的 3 倍，骆驼奶的铁含量很高，并含有类胰岛素因子，可以促进胰腺分泌胰岛素

温馨提醒：

　　学然后知不足。记得用实际行动去升级你的生活方式哦！把你学以致用的经验记录下来吧。

1. _____

2. _____

3. _____

鱼

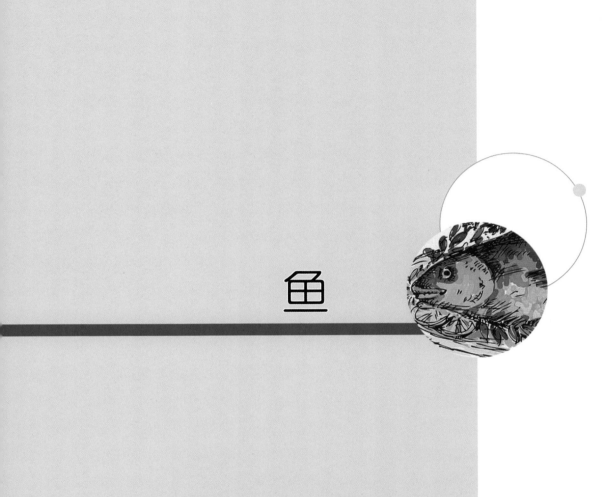

愿你吃好

第八站　你真的会吃鱼吗？
——走进水产科普基地

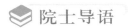 院士导语

我认识的鱼

鱼类有 32 000 多种，是脊椎动物中种类最多的类群。鱼类具有优质蛋白质、优质脂肪（富含不饱和脂肪酸），是人们生活中不可缺少的重要食材。鱼类的蛋白质易被人体消化吸收，有利于快速提供人体能量。鱼用鳃呼吸，水是其生活媒介，一般不易传播空气中的病毒。

鱼类丰富多彩，根据它们在外形、食性、生态、生理等生物学特性方面的差别，可以分为：海水鱼、淡水鱼；草食性鱼、肉食性鱼、滤食性鱼、杂食性鱼；无鳞鱼、有鳞鱼（粗鳞鱼、细鳞鱼）；大型鱼、小型鱼；青灰色经济鱼、彩色观赏鱼；性成熟期短（几个月）的鱼，性成熟期中等（1年或2年）的鱼，性成熟期长（十几年性成熟）的鱼；先雌后雄鱼，先雄后雌鱼等。这些丰富多彩的鱼类，与人类共同生活在同一个大自然中，与人类共生存、共进化，让人类享受到与多彩鱼类共生活的乐趣。

我国是世界上人工养殖鱼类最早的国家，大约在公元前490年时，就有范蠡对养殖鲤鱼的记载。20世纪50年代以前，我国食用鱼类主要从自然水域中捕捞。从自然水域中大规模捕捞鱼，不但影响了鱼类自然种质资源，而且受气候等自然条件限制，其捕捞量远远不能满足人们的需求。20世纪50年代时，湖南师范学院（湖南师范大学前身）的刘筠先生带领一支科研团队对草鱼的生殖发育进行了长期而系统的研究，攻克了人工繁殖技术的难关，为解决我国当时"吃鱼难"的问题做出了重要贡献；他还领导科研团队研制出世界上首个异源四倍体鲫鲤品系，并用它大规模研制了优质三倍体湘云鲫

和三倍体湘云鲤，为我国的水产事业做出了重要贡献。

　　秉承先生遗志，我们科研团队以让大家"吃好鱼""吃放心鱼"为目标而努力工作，揭示了鱼类远缘杂交的主要遗传和繁殖规律，建立了"一步法"和"多步法"鱼类杂交育种关键技术，研制了一批生长快、抗病力强、肉质好、味道鲜的优质鱼类（如优质合方鲫、合方鲫 2 号、翘嘴鲂、湘军鳊、湘军鲤等），在鱼类远缘杂交研究领域的理论、技术、产品方面做出了系统性成绩。我们大力提倡和实施生态育种、生态养殖，打造良种、良养的生态品牌鱼，大力提倡和实施良种、良养、良销。

　　食鱼、赏鱼既是美好生活的有力体现，更是对美好生活延续的一种祈盼。愿你年年有"鱼"，"鱼"悦人生。

中国工程院院士

省部共建淡水鱼类发育生物学国家重点实验室主任　刘少军

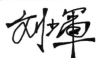

>>> 科普基地简介 <<<

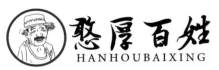

基地名称： 憨厚百姓合作社"湘约自然"水产科普基地
基地授牌： 农业科普基地、关心下一代工作活动基地、青少年科普基地
开放形式： 接受团队预约
收费标准： 免费
二维码： "愿你吃好"视频号二维码

交　　通： 搭乘"愿你吃好"游学团公交车

　　"哥哥，这种鱼很特别，它叫什么名字啊？""这是非洲王子，这种鱼会在生长的过程中不断改变自己的颜色……""这种鱼叫作血鹦鹉，是不是很漂亮啊，它们生活在 22℃ 左右的水中，要吃有色素的饲料才能保持漂亮的颜色……"小朋友们正围在水族箱前，争先恐后地和可爱的、五颜六色的观赏小鱼们亲切地打招呼，并与负责讲解的干事们积极地交流着。

　　🧑 **蔬东坡**　大家现在来到的是憨厚百姓合作社"湘约自然"水产科普基地。基地有"养殖场""淡水渔业展览中心""鱼苗孵化池""鱼类标本室""科普长廊"和"观赏鱼基地"等。"鱼类标本室"面积达 500 米^2，收集了 1000 余种淡水鱼类标本。"科普长廊"展示了主要科技成果和有关的科普知识。"观赏鱼基地"是"城市渔业"学科的组成部分，各类观赏鱼令人赏心悦目，流连忘返。

　　🧑 **蔬东坡**　在正式进入游学第八站前，我先要给大家画个像，做完以下关于水产知识的极简判断题,你们就知道自己是小白、凡人还是达人啦!

>>> 水产科普知识自测试卷 <<<

答题人: _____   **得分:** _____

1. 吃鲤鱼要"抽筋",对吗?( )
2. 鱼腹内的"黑膜"很毒,对吗?( )
3. 最好不要吃鱼鳃,对吗?( )
4. 水产品野生的比养殖的要好,对吗?( )
5. 海水鱼一定比淡水鱼的营养更高,对吗?( )
6. 海鲜、河鲜类食物要控制食用数量,对吗?( )
7. 鱼头不宜多吃,最好还是多吃鱼肉,对吗?( )
8. 鱼干发霉了还能吃,对吗?( )
9. 不爱吃鱼,能用亚麻籽油来替代鱼油,对吗?( )
10. 小龙虾喜欢在脏水中生存,对吗?( )
11. 死蟹不能吃,对吗?( )
12. 螃蟹的蟹腮、蟹肠、蟹心、蟹胃不能吃,对吗?( )
13. 河豚肉质鲜美,却有河豚毒素,对吗?( )
14. 过敏体质的人不宜吃海鲜,对吗?( )
15. 螃蟹和柿子同食会造成脾胃受损,对吗?( )
16. 吃海鲜不能喝啤酒,对吗?( )
17. 长期吃海鲜加浓茶容易长出结石,对吗?( )

扫一扫,对照答案,看看你能得多少分吧。

>>> 知识问答社区 <<<

水产全视角

油不腻 水产主要有哪些呢？

蔬东坡 水产包括各种海鱼、河鱼和其他各种水产动植物，如虾、蟹、蛤蜊、海参、海蜇和海带等。它们味道非常鲜美，是深受人们欢迎的饮食佳品。水产品是对海洋和淡水渔业生产的水产动植物产品及其加工产品的总称，包括：捕捞和养殖生产的鱼、虾、蟹、贝、藻类等鲜活品；经过冷冻、腌制、干制、熏制、熟制、罐装和综合利用的加工水产品。水产品是人类最经济实惠、营养健康的食物蛋白质来源之一，据FAO（联合国粮食及农业组织）统计显示，水产品在中国是继谷物、蔬菜和猪肉后的第四大食物蛋白质来源，占蛋白质总供应量的8.5％（占动物蛋白总供应量的21.2％），占脂肪总供应量的1.5％及卡路里总供应量的1.6％。

茶茗媛 水产品有什么样的营养价值呢？

蔬东坡 一是鱼、虾、蟹等水产品含有丰富的蛋白质，其含量可高达15％～20％，更有甚者如鱼翅、海参、干贝等蛋白质含量高达70％以上。此外鱼类蛋白质中必需氨基酸的组成类似肉类，因此具有较高的营养价值。鱼肉的肌纤维比较纤细，肉质结构比较松软，水分含量较多，所以肉质细嫩，易被人体消化吸收，比较适合病人、老年人和儿童食用。二是鱼、虾、蟹等水产品脂肪含量很低（一般含量为1％～10％），多数含量为1％～3％，且多由不饱和脂肪酸组成，易被消化，不易引起动脉硬化，更适合老年人及心血管病人食用。三是鱼肉脂肪中含有丰富的维生素 A 和维生素 D，特别是鱼肝中的含量尤为丰富，此外还含有一定量的烟酸、维生素 B_1 等。四是水产品中还含有钙、鳞、钾等无机盐，海带、紫菜等水产植物还含有丰富的碘和铁。

果香秀 水产品有哪些特点呢？

蔬东坡 主要有以下五个特点：一是蛋白含量高、营养成分均衡，水产品的平均蛋白质含量为 $15\%\sim20\%$，富含人体所需的各种必需氨基酸；二是风味鲜美，水产品富含谷氨酸、天冬氨酸等鲜味氨基酸；三是肉质细腻，肌纤维较短，组织结构松软，较其他禽肉类蛋白更易被人体消化吸收；四是脂肪含量低，以不饱和脂肪酸为主，含有亚麻酸（ALA）、花生四烯酸、亚油酸等人体必需脂肪酸和二十碳五烯酸（EPA）、二十二碳六烯酸（DHA）等 ω-3 多不饱和脂肪酸；五是富含易被吸收的维生素 A、维生素 B_1（硫胺素）、维生素 B_2（核黄素）、维生素 B_3（烟酸）、维生素 B_{12}、维生素 D 等维生素，以及钙、磷、钾、铁、锌等无机营养盐，水产品是人体补充维生素和无机盐的优良食源。

茶茗媛 水产品中的功能活性物质有哪些呢？

蔬东坡 水产生物体内含有多种具有特殊生理意义的活性物质，这些活性成分和其生理调节作用是陆生生物难以比拟的。它们包括：①水产蛋白源活性肽，包括抗氧化肽、抗菌肽及矿物离子结合活性肽等不同生物活性肽。②不饱和脂肪酸，尤其在海水鱼中含有较高含量的 EPA 和 DHA。③多糖类物质，包括海参粘多糖，壳聚糖，褐藻胶，琼胶和卡拉胶。④其他活性物质，例如，从虾蟹壳、海藻中分离得到的虾青素；从海洋藻类中获得的生物活性碘、β-胡萝卜素等；以及在多种海藻和海洋动物中发现的牛磺酸。

油不腻 海水鱼和淡水鱼哪种更好呢？各有哪些不同呢？吃海水鱼和淡水鱼有哪些宜忌呢？

蔬东坡 海水鱼和淡水鱼各有优势，可根据需求进行选择。①海水鱼。优势有：ω-3 系列脂肪酸含量比较高，可以增加血液中高密度脂蛋白胆固醇含量，降低低密度脂蛋白胆固醇含量，还可以降低三酰甘油和血液的黏稠度；海水鱼的 DHA 含量高，有助于提高记忆力和促进宝宝大脑发育。劣势主要表现在：海水鱼可能受到重金属污染，且有人易对海水鱼过敏；海水鱼中的嘌呤含量高，痛风患者不宜吃。②淡水鱼。优势有：淡水鱼的种类丰富，营养价值各有千秋；淡水鱼的鱼肉松软，更适合老年人、小孩和消化功能弱的人食用。劣势主要表现在：淡水鱼不如海水鱼味道鲜，而且淡水鱼同样也有受污染的可能性。

果香秀 野生的水产品是否比养殖的要好呢？

蔬东坡 对于水产品来说，野生的反而不是品质的保证，野生水产品生活在江河海洋中，体内容易富集环境中的重金属及有机污染物，易受病菌感染，通常需要通过检疫才能保证其质量。而规范化养殖的水产品反而不会有这方面的问题，通过水产品生产溯源，可对养殖水产品的生产、加工、流通以及养殖投入品等各生产环节进行溯源监督，从而最大限度地保障水产品的质量安全。一般认为"野生水产品比养殖水产品味道好"，这其实大部分是心理作用，经检测发现，同种类野生水产品与养殖水产品在营养成分、呈味氨基酸等含量上无显著差异。

鱼美鲜 海水鱼一定比淡水鱼的营养价值更高吗？

蔬东坡 其实，无论是淡水鱼还是海水鱼，品种不一样、食物来源不一样、生活习性不一样，这些都会导致其营养成分出现一些差异。认为海水鱼一定比淡水鱼营养价值高，是没有科学依据的。

淡水水产（鱼）

果香秀 如何健康吃鱼呢？

蔬东坡 不吃或少吃鱼头、鱼皮、内脏，因为重金属多集中在这些部位；每天鱼肉的摄入量应控制在 25 克以下，或者间隔几天吃一次；尽量买体积小的鱼，体积大的鱼可能处于食物链较高的位置，体内重金属较多；吃鱼的时候，最好能搭配蔬菜水果，例如西兰花、西红柿、苹果等。

油不腻 鱼怎么去腥味呢？

蔬东坡 记住以下五点：一是未杀鱼之前可把活鱼浸泡在盐水里，此时鱼仍可呼吸，那就让它尽情地呼吸特制的盐水，这样可以有效地减少土腥味。二是杀鱼时记得要把鱼肚子里的一层黑膜去掉，土腥味主要来源于此。三是鲤鱼格外不同，它的肚皮两边有两条白筋（一边一根），这也是腥味的来源，可用刀在鲤鱼腮下三厘米左右处划开一刀，把白筋抽出来，可大大减少鱼腥味。四是清洗鱼时，要用微流冷水将鱼体内外各处清洗干净，冷盘盛装备用，在鱼肚中放一些蒜姜之类的食材浸腌，也能有效去腥。五是烧鱼时，再加一些葱、姜、蒜、辣椒、紫苏、料酒等的食材，去除鱼腥，忌频繁翻炒。现在有一种鱼的做法就叫"啤酒鱼"，将鱼用油炸过后，直接用啤酒烧，不仅香味可口，也让人感觉不到腥味的存在。

果香秀 吃鱼头对身体有害吗？

蔬东坡 鱼头营养丰富，这一点是肯定的。鱼头中 DHA 和 EPA 的含量均高于鱼肉。但鱼头中的农药含量也比较多。据有关研究资料表明，鱼头中的农药残留量高于鱼肉 5～10 倍。这是因为鱼头血管丰富，是残留农药和其他有毒化学物的密集区。所以鱼头不宜多吃，最好还是多吃鱼肉。购买鱼产品时，也最好到正规的、有监管的农贸市场去买。

茶茗媛 鱼干发霉了还能吃吗？

蔬东坡 鱼干发霉了，说明有霉菌生长，不建议食用，即便是用开水煮沸了吃，对人体的肝脏也会有损害。发霉的食物含有黄曲霉菌，有很强的致癌作用。如果已经吃了，发现有食物中毒的现象，若还未发生呕吐，可用手指或筷子、牙刷柄等包上软布，压迫舌根或轻搅咽喉部，尽快把毒物吐出。

鱼美鲜 DHA 含量和鱼的价格有关吗？

蔬东坡 其实 DHA 含量和鱼的价格没什么关系。比如，大黄鱼比小黄鱼价格贵不少，但其中的脂肪含量和 DHA 的含量都与小黄鱼接近。富含 DHA 的秋刀鱼、沙丁鱼、鲶鱼等，也都是比较廉价的鱼。

果香秀 每天吃多少鱼才能摄入足够的 DHA 呢？

蔬东坡 按照我国最新的膳食营养素参考摄入量标准，并没有要求每天都吃 DHA，但是建议每天能够摄入 500 毫克会比较好。《中国居民膳食指南（2016）》建议，每天吃鱼 40～75 克，每周大约 280～525 克。不过，吃这么多的纯鱼肉，就要减少食用其他肉类的量了。

茶茗媛 新鲜鱼就是好吃些，有什么简易方法选购新鲜鱼呢？

蔬东坡 可以用这四招：一看眼球。新鲜鱼的眼球饱满凸出，角膜透明清亮、有弹性；较新鲜的鱼角膜起皱，稍混浊，有时发红；不新鲜的鱼眼球塌陷，角膜混浊发红。另外，刚宰杀的鱼眼球饱满丰润；宰杀已久的鱼或是经过冷藏的鱼，眼球干瘪无光。二看鳃。新鲜鱼的鳃盖紧闭，不易打开，鳃色和鳃片呈鲜红色，鳃丝清晰，无黏液或黏液透明，无异味（淡水鱼可带土腥味）；较新鲜的鱼鳃盖较松，容易打开，鳃丝粘连，鳃色呈暗红色、淡红色或紫红色，黏液略有酸味或腥味；不新鲜的鱼鳃丝黏结，鳃色呈褐色、灰白色，黏液混浊，带有酸臭、腥臭或陈腐味。三摸鱼。新鲜鱼的表面有透明黏液，鳞片有光泽且与鱼体贴附紧密，不易脱落；不新鲜鱼的表面的黏液多不透明，鳞片光泽度差且较易脱落。四掐肉。新鲜鱼的鱼体可弯曲回弹，肌肉坚实有弹性，无异味，肌肉切面有光泽，腹部和肌肉组织紧密而有弹性；较新鲜的鱼肌肉稍松软，弹性较差，压陷处不能立即复原，略有腥酸味，肌肉切面无光泽；不新鲜的鱼肌肉松软，弹性差，压陷处不易复原，有霉味和酸臭味，易与骨骼分离。

米小颜 为什么吃鲤鱼要"抽筋"呢？

蔬东坡 鱼身体两侧各有一条白色的线，叫"腥腺"，俗称"鱼筋"，不光是鲤鱼有，很多鱼都有。"腥腺"是一种黏液腺，分泌出来的黏液里含有带腥味的三甲胺。在常温下，三甲胺容易从黏液里挥发出来，散布于空气中，人们闻到的这种气味便是腥味。烹饪鱼类之前去掉这条腥腺，即"抽筋"，可以减少鱼的腥味。

油不腻 鱼腹内的"黑膜"有毒吗？

蔬东坡 有传言称鱼腹内的"黑膜"是由污染物和毒素累积形成的，有毒，不能食用。事实上，鱼腹腔两侧的"黑膜"学名叫作腹膜脏层，也叫内膜脏层，它存在于鱼腹壁和内脏之间，主要起到润滑和保护内脏的作用。有的鱼的腹膜为白色，有的为黑色，其颜色与鱼的品种有关，如鲈鱼的腹膜为白色，而鲫鱼、鲤鱼的腹膜多为黑色。黑色并不是污染严重的标志，黑色只是由色素沉积形成的。因此，"黑膜"无毒，去不去掉都不影响食用。

果香秀 鱼鳃能吃吗？

蔬东坡 鳃是鱼的呼吸器官，也是鱼的排毒器官，附着有水中的泥尘，还有一些毒素残留，而且一些不法商贩在运输鱼的过程中添加一些违禁药品，更加增加了鱼鳃上的有毒物残留；另一方面，鱼鳃的口感并不好。所以，最好不要吃鱼鳃。

鱼美鲜 营养鲫鱼汤怎么煮出奶白色呢？

蔬东坡 鲫鱼营养价值很高，用来炖汤最适合不过。怎么让清炖鲫鱼汤煮出奶白色呢？可以参考以下方法：处理完鱼身后，在表面轻轻拍上一层干淀粉，然后入锅煎，这样鱼会很快定型，而且有助于汤变浓白。待鱼身两面煎黄后，倒开水入锅，炖 25 分钟左右就好了，并且前 10 分钟内一定要开大火保持鱼汤沸腾的状态。大火出浓汤，小火炖清汤，火大汤才会变成奶白色。这样炖出来的鲫鱼汤既色泽诱人，又营养丰富、口味佳。

茶茗媛 如何快速分辨野生鱼与人工养殖鱼呢？

蔬东坡 以鲫鱼为例，有几大技巧快速分辨野生鱼与养殖鱼：一看肤色（鱼的体表颜色），野生鱼肤色浅，发白或者呈黄色，养殖鱼肤色深，发黑；二看体形，野生鱼体形修长、矫健活跃，养殖鱼体形粗壮、肚皮肥软；三看吻须，野生鱼吻须长，唇吻部呈白色或浅红色，鱼鳃健康有光泽，养殖鱼吻须短，唇吻部色深发黑，鱼鳃颜色深暗。

淡水水产 （虾）

果香秀 买虾很有学问，有什么简便易学的方法科学选购虾类吗？

蔬东坡 买虾时，尽量购买活力强、螯足有力的活虾。如果需要挑选鲜虾或冰鲜虾，应该做到一看、二察、三观、四闻。一看外形，新鲜的虾头尾与身体紧密相连，虾身有一定的弯曲。二察色泽，新鲜虾皮壳发亮，河虾呈青绿色，海虾呈青白色（雌虾）或蛋黄色（雄虾）；不新鲜的虾皮壳发暗，略呈红色或灰紫色。三观肉质，新鲜的虾肉质坚实细嫩、有弹性。四闻气味，新鲜虾气味正常，无异味。

油不腻　小龙虾喜欢在脏水中生存吗？

蔬东坡　我们洗小龙虾的时候，都会用刷子把小龙虾洗很多遍，尤其是头部。在农村有些污水沟里往往能找到又肥又大的龙虾，就会给人一种感觉，小龙虾喜欢在脏水中生活。这其实是个误区，相比之下，小龙虾更喜欢在清水中生活，只不过小龙虾的生存能力很强，即便在脏水沟里，或者轻度污染的工业废水里，也能顽强生存。有专家做过实验：用一个三角形的塑料框做成迷宫结构，其中设置 3 个圆形洞穴，把 100 只龙虾放在其中一个洞穴中，这个洞穴的水是正常河道水；另外的 2 个洞穴，一个是干净清水，一个是有工业污染的水。再放开闸道，看龙虾如何选择。多次实验发现，每次都是 80% 左右的龙虾直接爬向清水洞穴，另外 20% 左右的龙虾爬向污水洞穴，20% 爬向污水洞穴的龙虾中，又有 5% 会回头。且清水中的龙虾很活跃，而污水中的龙虾反应则比较迟缓。也就是说，只要有充足的食物，龙虾更喜欢在清水中生活。

鱼美鲜　吃了虾后吃富含维生素 C 的水果会中毒吗？

蔬东坡　"食物相克论"认为，如果一边吃虾一边吃水果，会引起砒霜中毒，原因是虾中含有微量的五价砷，维生素 C 会将其还原为三价砷，也就是我们俗称的砒霜。但这种说法是不科学的。首先，砒霜的中毒剂量是 50 毫克，有些比较敏感的人可能摄入 5 毫克就有中毒反应，而国家标准规定，每千克甲壳类海产品含砷量不能超过 1 毫克。即便是这个比较敏感的人，也需要吃 5 千克的虾，并且有足够多的维生素 C 和催化剂，才有中毒的可能性，但人体并没有这种催化剂，而且食物在肠道内停留的时间长度不足以让所有的五价砷转化成砒霜。

油不腻　小龙虾体内聚集了大量重金属还能吃吗？

蔬东坡　即使水中有重金属，重金属一般集中在小龙虾的头部（包含肝、胰脏和鳃），且不会积聚太多，目前还没有小龙虾腹部肌肉中各种重金属含量超标的报道。

果香秀 我看网上的视频，把虾的头部剥开，用牙签从虾头里挑出两条柔软的、易扯断的白色线状物，那是寄生虫吗？虾还能吃吗？

蔬东坡 从虾头扯出的两条"白线"不是寄生虫，而是雄虾的精巢。精巢成对出现，其未成熟时无色透明，成熟后呈乳白色。青虾、南美白对虾、皮皮虾、龙虾都有精巢，性成熟后其精巢都比较粗壮。这是安全可食的，不是寄生虫。但不建议小朋友多吃，就如同小朋友不宜多吃鱼子一样。

淡水水产（蟹）

鱼美鲜 如何挑选大闸蟹呢？

蔬东坡 教你"四看法"挑选大闸蟹。一看蟹壳，壳背呈墨绿色，带有亮光；二看腹部肚脐，肚脐凸出来的，一般膏肥脂满；三看螯足，螯足上绒毛丛生，螯足强壮有力；四看活力，将螃蟹翻转身来，腹部朝天，其能迅速用螯足弹转翻回，行动敏捷，则活力强、耐运输保存。

果香秀 如何辨别公蟹、母蟹呢？

蔬东坡 教你"三看法"辨别公蟹、母蟹。一看腹部，公蟹的腹部为三角尖形，而母蟹的腹部呈圆形或椭圆形；二看蟹脚，母蟹只有前边两条蟹脚上长有细绒毛，而公蟹则八条蟹脚上都长有细绒毛；三看蟹黄，蟹黄是螃蟹的卵巢和卵细胞，而公蟹的精巢呈乳白或灰白色。

茶茗媛 如何正确吃蟹呢？

蔬东坡 蟹如果未经加热杀菌，人食用后可引起急性胃肠炎等食物中毒症状。生食螃蟹（如醉蟹、呛蟹等），易感染肺吸虫病，此种疾病是因食用未煮熟的含有肺吸虫囊蚴的淡水蟹而感染的。煮蟹也有讲究，应洗净扎牢，用旺火煮 15 分钟，这样不仅卫生，而且肢体俱全，肉质饱满鲜嫩。

另外，吃螃蟹须注意卫生，讲究吃法，做到四除：一除蟹鳃，蟹鳃在蟹体两侧，形如眉毛，呈条状排列，是蟹的呼吸器官，用来过滤水质，因此里面有很多细菌，蟹鳃下的三角形蟹白也要去除；二除蟹胃，蟹胃位于蟹谷前半部，紧连蟹黄，形状如三角形小包，内有蟹的排泄物；三除蟹心，蟹心位于蟹黄或蟹油中间，紧连蟹胃，呈六角形，不易辨别，是最寒的部位，也不能吃；四除蟹肠，蟹肠位于蟹脐中间，呈条状，掰开蟹身后，看到蟹黄、蟹肉处有一根根黑色的东西，里面有蟹的排泄物，不能吃。另外，死蟹不能吃，蟹死后其肉会迅速腐败变质，误食易引起食物中毒。

油不腻 为何螃蟹一旦死亡就不能食用了呢？

蔬东坡 死螃蟹体内会产生大量的组胺，食用死螃蟹可能出现组胺中毒。如果是对组胺过敏的人，吃一口死螃蟹肉就会引起过敏反应。还有一个原因是，死螃蟹体内外的细菌大量繁殖分解蟹肉，产生毒素，因此，细菌感染的风险高，最好不要食用。

鱼美鲜 我听说有螃蟹销售商会在螃蟹肚脐处、蟹腿的关节处注射海水和化学药水混合物，既增加螃蟹重量又延长其存活时间，这是真的吗？

蔬东坡 如果向螃蟹体内注射液体，其脏器所处环境的渗透压会发生剧变，导致各个脏器失水萎缩或者吸水膨胀，螃蟹会迅速死亡。因此，商贩不会用注水的方法给螃蟹增重。部分网友怀疑"兴奋剂药物"，但普通兴奋剂类药物对螃蟹并不适用，更关键的是无论注水还是注药，螃蟹都会快速死亡，而死蟹经济价值更低，商家得不偿失。至于螃蟹身上出现的"针眼"，则可能是在同类争斗，对抗天敌和捕捞、运输过程中造成的伤口。

淡水水产（甲鱼、黄鳝、河蚌、河豚等）

油不腻 贝类怎么去沙呢？

蔬东坡 买回来的贝类，如果只是用清水浸泡，贝类也会紧闭双壳，不肯开口。如果在水中放入少许的盐或醋，贝类的胃就会因受到刺激而猛吐沙了。另外，在放贝类的水中放一把刀或一块铁，这样也会加快贝类的吐沙速度。为了防止贝类将吐出的沙再次吸回去，在浸泡时，可将贝类放在滤水篓中，再将滤水篓摆在水盆上，贝类吐出来的沙就会沉落盆底，不会再被贝类吸回去了。

茶茗媛 乌龟和甲鱼（鳖）哪个更营养呢？

蔬东坡 两者的营养价值都非常高，都不能被彼此替代。乌龟营养丰富、味道鲜美，是现代宴席上的珍品。龟肉中含有 DHA 和 EPA。甲鱼（鳖）蛋白质含量高，其中含 18 种氨基酸，包括 8 种人体必需氨基酸和 10 种人体半必需氨基酸，这充分说明甲鱼（鳖）营养价值是很高的。

果香秀 挑选甲鱼有什么简便易学的方法吗？

蔬东坡 当然有，教你三招：一看，背壳呈青绿色，腹甲为白色、有光泽，外形完整，无伤无病，肌肉肥厚，裙厚而上翘，动作敏捷，嘴咬合有力；二抓，抓住甲鱼腿腋窝处，看四肢是否粗壮有力；三试，将甲鱼仰翻过来平放在地上，看它是否能快速翻转身体，且逃跑迅速、行动灵活。

油不腻 黄鳝是泡避孕药长大的吗？

蔬东坡 "避孕药黄鳝"是个坊间传言，是讲某些不法奸商用避孕药作为饲料添加剂来缩短黄鳝的生长周期，达到催肥和提早上市的目的。避孕药以雌激素为主，用雌激素为黄鳝增肥的说法不合常理，因为雄黄鳝体形较大，雌黄鳝体形较小，特意喂雌激素让黄鳝长得更小不合乎商业常理，本身也不科学。而且黄鳝的性别非常特殊，一生中要经历性逆转的过程：第一年黄鳝为雌性；第二年雌雄同体；到了第三年，约有 1/3 为雌性，2/3 为雄性；第四年全部变为雄性。作为性逆转的特殊水生动物，黄鳝养殖没有必要投喂避孕药。并且给黄鳝喂避孕药会造成高死亡率。同时黄鳝黏滑，给它注射避孕药费时、费力，得不偿失。

鱼美鲜 如何挑选到新鲜的河蚌呢？

蔬东坡 有个简单的判断方法：新鲜河蚌的蚌壳盖紧密闭合，用力不容易扒开；闻之无腥臭味；用刀开启蚌壳，内部色调明亮，肉呈乳白色。

油不腻 为什么吃河豚容易中毒呢？

蔬东坡 河豚肉质鲜美，却有河豚毒素，它是一种神经毒素，人食入0.5～3毫克就能致死。河豚的肝、脾、肾、卵巢、睾丸、眼球、皮肤及血液均有毒，卵、卵巢和肝脏最毒，肾、血液、眼睛和皮肤次之。河豚毒素耐热，在100℃条件下8小时都不能被破坏，在120℃条件下1小时才能被破坏，盐腌、日晒均不能破坏其毒素。想吃河豚就得把有毒的部位全部去除干净，稍有不慎人就可能中毒身亡。

海 产 品

果香秀 海鱼和淡水鱼有哪些区别呢？

蔬东坡 海鱼和淡水鱼都是含优质蛋白质的食物，但二者也有一些差别：第一，海鱼比淡水鱼贵；第二，海鱼的矿物质和不饱和脂肪酸含量较高；第三，海鱼的口感更好；第四，海鱼易死亡，淡水鱼的新鲜度更好；第五，海鱼中的蛋白质属于异体蛋白质，更容易引起人体过敏。

茶茗媛 什么人不能多吃海鲜呢？

蔬东坡 海鲜好吃，但有几类人不宜多吃：一是患有痛风症、高尿酸血症和关节炎的人不宜吃海鲜，因为海鲜嘌呤过高，易在关节内沉积尿酸结晶，加重病情；二是过敏体质的人不宜食海鲜，富含组胺的红肉鱼也要少吃；三是孕妇和哺乳期的女性应少吃海鲜，食用含汞量超标的海鲜会影响胎儿和婴儿的大脑和神经发育，如果是无污染的绿色海鲜是可以放心食用的；四是甲状腺功能亢进者应少吃海鲜，因海鲜含碘较多，可加重病情；五是平日吃冷凉食物容易腹泻和胃肠敏感的人应当少吃海鲜，以免发生腹痛、腹泻。

鱼美鲜 海鲜可以与水果同时吃吗？

蔬东坡 蟹、虾等海产品含有丰富的蛋白质、钙等营养元素，而水果中多含有果酸。海鲜中的钙与果酸结合，会形成人体不能吸收的物质，这时候就会引起腹痛、恶心、呕吐等症状。例如，同时食用螃蟹和梨会造成我们肠胃不适，螃蟹和柿子一起食用也会造成我们脾胃受损。

油不腻 为什么吃海鲜不能喝啤酒呢？

蔬东坡 因为吃海鲜时喝啤酒会产生过多的尿酸，会引发痛风、肾结石等病症。过多的尿酸会沉积在关节或软组织中，引起关节和软组织发炎。

茶茗媛 长期吃海鲜、喝浓茶会得结石吗？

蔬东坡 茶中含有鞣酸，会与海鲜中的钙形成难以消化的钙化物附着在体内，长期吃海鲜的同时喝茶，身体容易长出结石。所以建议吃完海鲜后至少休息 2 小时再喝茶。

鱼美鲜 海鲜、河鲜去壳后吃多少最好呢？

蔬东坡 虾、蟹、小龙虾、大龙虾、牡蛎、蛤蜊等海鲜、河鲜是蛋白质和微量元素的好来源。不过，多项流行病学研究证明，过多摄入海鲜、河鲜会增加患痛风的风险。所以，食用海鲜、河鲜类食物也要控制数量，去壳后40～75 克的量就够了。

果香秀 如何去除海鲜的腥味呢？

蔬东坡 海鲜好吃，但是其重重的腥味还是让人有点受不了。在烹饪之前，将海鲜放在食醋里浸泡几分钟，然后沥干，这样不但能去除腥味，而且还能使其更加脆、嫩；还有一种办法是用白酒腌制；再者，可以用香料去腥，如葱、姜、胡椒等，选择恰当的香料，不仅可以有效去除腥味，还能增加别样的香味，吃起来更可口。

米小颜 银鱼是什么鱼？有哪些特点呢？

蔬东坡 银鱼又称银条鱼、面条鱼，分布于我国山东至浙江沿海地区。银鱼营养丰富，具有高蛋白、低脂肪的特点。银鱼不去鳍、骨，属"整体性食物"，其营养完全，有利于人体健康。

油不腻 藻类是什么呢？藻类的营养价值有哪些呢？

蔬东坡 藻类是无胚、自养，以孢子进行繁殖的低等植物。供人类食用的藻类有海带、紫菜、发菜等。藻类食物富含蛋白质、膳食纤维、维生素和微量元素。例如，海带的含碘量较高，还富含蛋白质、脂肪、膳食纤维、碳水化合物、硫胺素、维生素 E、钾、钠、钙、镁、磷、硒、胡萝卜素、维生素 B_1、维生素 B_2、烟酸等多种微量元素，是一种碱性食品，具有低热量、中蛋白、高矿物质的特点。在含动物脂肪的膳食中加些海带同煮，会使脂肪在人体内的累积趋向于皮下和肌肉组织，而不会在心脏、血管和肠壁停积。但由于海带含砷量较高，应注意用水洗泡。

果香秀 海参的营养价值有哪些？

蔬东坡 海参肉质软嫩、营养丰富，是典型的高蛋白、低脂肪食物，它久负盛名，与燕窝、鲍鱼、鱼翅齐名，是海味"八珍"之一。海参含有硫酸软骨素，并且其微量元素矾的含量居各种食物之首。

蔬东坡 至此，咱们"愿你吃好"游学团完成了水产科普基地的学习，晚上回去后再消化一下，变成自己的知识哦。为了大家能够掌握并运用今天学的知识，我把部分重点内容设计成了"极简操作卡""极简辨别卡"和"极简表格"。

极简操作卡

1. 选购新鲜鱼，记住看、摸、掐

一看眼球。新鲜鱼的眼球饱满凸出，角膜透明清亮、有弹性；较新鲜的鱼角膜起皱，稍混浊，有时发红；不新鲜的鱼眼球塌陷，角膜混浊发红。另外，刚宰杀的鱼眼球饱满丰润；宰杀已久的鱼或是经过冷藏的鱼，眼球干瘪无光。二看鳃。新鲜鱼的鳃盖紧闭，不易打开，鳃色和鳃片呈鲜红色，鳃丝清晰，无黏液或黏液透明，无异味（淡水鱼可带土腥味）；较新鲜的鱼鳃盖较松，容易打开，鳃丝粘连，鳃色呈暗红色、淡红色或紫红色，黏液略有酸味或腥味；不新鲜的鱼鳃丝粘结，鳃色呈褐色、灰白色，黏液混浊，带有酸臭、腥臭或陈腐味。三摸鱼。新鲜鱼的表面有透明黏液，鳞片有光泽且与鱼体贴附紧密，不易脱落；不新鲜的鱼表面黏液多不透明，鳞片光泽度差且较易脱落。四掐肉。新鲜鱼的鱼体可弯曲回弹，肌肉坚实有弹性，无异味，肌肉切面有光泽，腹部和肌肉组织紧密而有弹性；较新鲜的鱼肌肉稍松软，弹性较差，压陷处不能立即复原，略有腥酸味，肌肉切面无光泽；不新鲜的鱼肌肉松软，弹性差，压陷处不易复原，有霉味和酸臭味，易与骨骼分离。

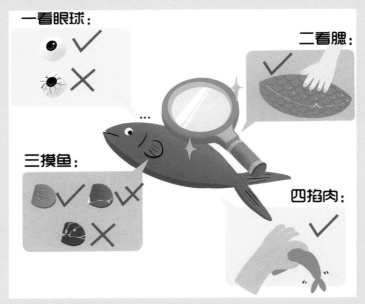

2. 健康吃鱼，记住三要、一不要

"三要"：每天鱼肉的摄入量要控制在 25 克以下，或者间隔几天吃一次；要尽量买体积小的鱼；要搭配蔬菜水果食用，例如西兰花、西红柿、苹果等。"一不要"：不要吃或少吃鱼头、鱼皮、内脏。

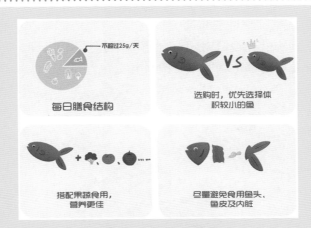

3. 选购虾类，记住一看、二察、三观、四闻

买虾时，尽量购买活力强、螯足有力的活虾。如果需要挑选鲜虾或冰鲜虾，应该做到一看、二察、三观、四闻。一看外形，新鲜的虾头尾与身体紧密相连，虾身有一定的弯曲。二察色泽，新鲜虾皮壳发亮，河虾呈青绿色，海虾呈青白色（雌虾）或蛋黄色（雄虾）；不新鲜的虾皮壳发暗，略呈红色或灰紫色。三观肉质，新鲜的虾肉质坚实细嫩、有弹性。四闻气味，新鲜虾气味正常，无异味。

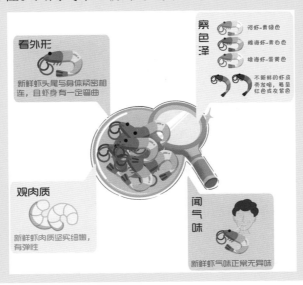

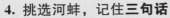
4. 挑选河蚌，记住三句话

新鲜河蚌的蚌壳盖紧密闭合，用力不容易扒开；闻之无腥臭味；用刀开启蚌壳，内部色调明亮，肉呈乳白色。

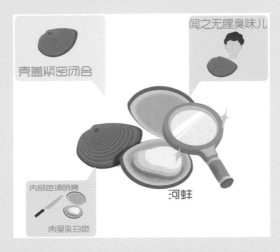

5. 四看法挑选大闸蟹

一看蟹壳，壳背呈墨绿色，带有亮光；二看腹部肚脐，肚脐凸出来的，一般膏肥脂满；三看螯足，螯足上绒毛丛生，螯足强壮有力；四看活力，将螃蟹翻转身来，腹部朝天，其能迅速用螯足弹转翻回，行动敏捷，则活力强、耐运输保存。

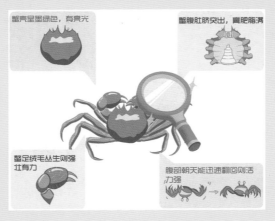

6. **三看法**辨别公蟹、母蟹

一看腹部，公蟹的腹部为三角尖形，而母蟹的腹部呈圆形或椭圆形；二看蟹脚，母蟹只有前边两条蟹脚上长有细绒毛，而公蟹则八条蟹脚上都长有细绒毛；三看蟹黄，蟹黄是螃蟹的卵巢和卵细胞，而公蟹的精巢呈乳白或灰白色。

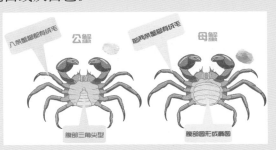

7. **三步**烹饪螃蟹

第一步，"四除"：除蟹腮、蟹胃、蟹心、蟹肠；第二步，洗净扎牢；第三步，用旺火煮 15 分钟。

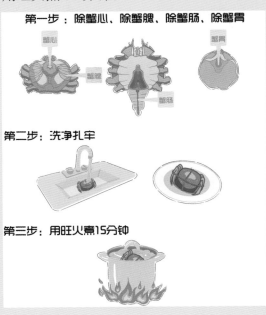

8. 挑选甲鱼，记住一看、二抓、三试

一看，背壳呈青绿色，腹甲为白色、有光泽，外形完整，无伤无病，肌肉肥厚，裙厚而上翘，动作敏捷，嘴咬合有力；二抓，抓住甲鱼腿腋窝处，看四肢是否粗壮有力；三试，将甲鱼仰翻过来平放在地上，看它是否能快速翻转身体，且逃跑迅速、行动灵活。

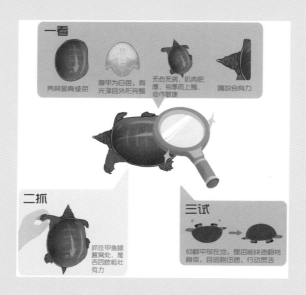

极简辨别卡

三招辨别真假紫菜

一是观察紫菜的色泽，真紫菜含有藻红素，呈深褐色或紫褐色，有天然的光泽；二是用水浸泡紫菜，真正的优质紫菜泡过的水基本不变色，劣质紫菜泡水后，水呈浅红色甚至像墨汁一样；三是用火烤紫菜，优质紫菜烤过后呈绿色，劣质紫菜烤过后呈黄色，用塑料纸做的假紫菜则会烧出塑料味。

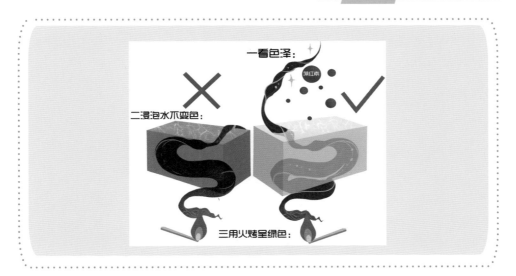

极 简 表 格

选购新鲜鱼的方法

步骤	新鲜	较新鲜	不新鲜
看眼球	眼球饱满凸出，角膜透明清亮、有弹性；刚宰杀的鱼眼球饱满丰润	角膜起皱，稍混浊，有时发红	眼球塌陷，角膜混浊发红；宰杀已久的鱼或是经过冷藏的鱼，眼球干瘪无光
看鳃	鳃盖紧闭，不易打开，鳃色和鳃片呈鲜红色，鳃丝清晰，无黏液或黏液透明，无异味（淡水鱼可带土腥味）	鳃盖较松，容易打开，鳃丝粘连，鳃色呈暗红色、淡红色或紫红色，黏液略有酸味或腥味	鳃丝粘结，鳃色呈褐色、灰白色，黏液混浊，带有酸臭、腥臭或陈腐味
摸鱼	表面有透明黏液，鳞片有光泽且与鱼体贴附紧密，不易脱落		表面的黏液多不透明，鳞片光泽度差且较易脱落
掐肉	鱼体可弯曲回弹，肌肉坚实有弹性，无异味，肌肉切面有光泽，腹部和肌肉组织紧密而有弹性	肌肉稍松软，弹性较差，压陷处不能立即复原，稍有腥酸味，肌肉切面无光泽	肌肉松软，弹性差，压陷处不易复原，有霉味和酸臭味，易与骨骼分离

禽

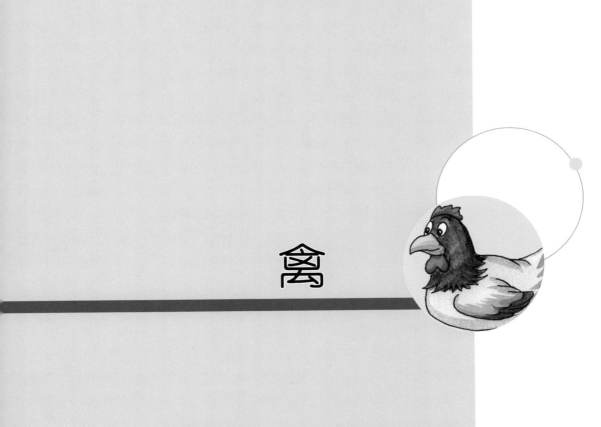

愿你吃好

第九站　你今天吃禽蛋了吗？

——走进禽类科普基地

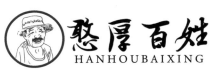

基地名称：憨厚百姓合作社"湘约自然"禽类科普基地
基地授牌：农业科普基地、关心下一代工作活动基地、青少年科普基地
开放形式：接受团队预约
收费标准：免费
二维码："愿你吃好"视频号二维码

交　通：搭乘"愿你吃好"游学团公交车

刚一进科普基地，就听到孩子们的声音："好神奇哦！""好好玩呀！"眼前，有的小朋友们兴致勃勃地在鸡蛋上画出五颜六色的图画，有的正在观看科普片，了解鸡蛋孵化过程、鸡蛋的鉴别方法、鸡蛋吃法以及鸡蛋的做法等。

蔬东坡　大家来到的是憨厚百姓合作社"湘约自然"禽类科普基地，

300多名小学生正在科普体验基地开展科普活动。这是合作社旗下的一家集科普教育与体验劳动于一体的基地，专门为中小学春秋游和幼儿园亲子活动提供服务。基地的饲养规模为2万只鸡，年产蛋量为210吨，鸡蛋年均售价为18元/千克，年销售额为378万元，年利润为205万元。基地分为两个区：生产区、生活管理区，两区相隔至少100米以上。基地制定了蛋鸡饲养规程和鸡蛋收集、保存、分级包装技术规程。

蔬东坡　　在正式进入游学第九站前，我先要给大家画个像，做完以下关于禽蛋的极简判断题，你们就知道自己是小白、凡人还是达人啦！

>>> 禽蛋科普知识自测试卷 <<<

答题人： _____　　　　**得分：** _____

1. 鸭子越老越营养，对吗？（　）

2. 鸡炖得越久越有营养，对吗？（　）

3. 鸡汤的营养远低于鸡肉，对吗？（　）

4. 鸡头有毒，对吗？（　）

5. 鸡屁股不能食用，对吗？（　）

6. 鹅肉不宜过量食用，对吗？（　）

7. 土鸡蛋一定比洋鸡蛋好，对吗？（　）

8. 只有散养的、吃天然食物的鸡生的绿壳蛋，其营养价值才会比较高，对吗？（　）

9. 未受精的蛋更有营养，对吗？（　）

10. 吃毛蛋补身体，对吗？（　）

11. 双黄蛋比单黄蛋的营养价值更高，对吗？（　）

12. 从保留营养成分的角度来看，煮蛋的方式更科学，对吗？（　）

13. 咸鸭蛋的营养成分与鸭蛋相似，对吗？（　）

14. 由于洋鸡蛋的脂肪和胆固醇含量比较低，所以更适合老年人食用，对吗？（　）

15. 存放鸡蛋时，将较大的一端朝上，较小的一端朝下，对吗？（　）

16. 鸽子蛋比鸡蛋小，其能量及脂肪含量却比鸡蛋高得多，对吗？（　）

扫一扫,对照答案,看看你能得多少分吧。

>>> 知识问答社区 <<<

禽肉之鸡肉

果香秀 鸡肉都有哪些营养呢?

蔬东坡 一般肉类主要为我们提供优质的蛋白质。除了蛋白质以外,鸡肉中也富含维生素 C 和 B 族维生素。相比于猪肉,鸡肉的主要特点是脂肪含量少、蛋白质含量高,且容易被人体消化吸收。因此,对患有心血管疾病或运动健身的人们来说,鸡肉相对更加健康。不同部位的鸡肉的特点也不一样,鸡胸肉脂肪含量低,鸡腿和鸡翅脂肪含量较高,因此风味更加丰富,口味更好。

鱼美鲜 什么品种鸡的肉最好吃呢?

蔬东坡 鸡的品种一般分为国外引进品种和国内地方品种。国外引进品种鸡的产肉性能好,适合集约化笼养,鸡肉适合油炸,但不适合做中国传统菜肴,如炖汤、小炒等。中国地方品种鸡的肉风味好,做出的菜品色香味俱全。常见的国内优质地方肉鸡有文昌鸡、清远鸡、桃源鸡等。

油不腻 鸡肉一般可以在冰箱中冷冻、保鲜多久呢?

蔬东坡 在产业上,冷冻鸡肉的保存时间可以长达 1 年以上。但是研究发现,冷冻 1 周对鸡肉的风味物质含量的影响不大,但随着时间的延长,其风味物质含量下降迅速,因此一般冷冻时间不要超过 4 个月。鸡肉的冷鲜保存,是指鸡肉在 0～4℃ 条件下低温保存,冷鲜鸡肉相对于冷冻鸡肉存在的最大的问题就是会有微生物繁殖,因此一般建议冷鲜保存时间不要超过 7 天。

117

茶茗媛 如何选到优质鸡肉呢？

蔬东坡 消费者一般通过感官的方式判断鸡肉品质，主要通过观察肉色、水分以及硬度对鸡肉的新鲜度进行初步判断。新鲜的鸡肉颜色偏白，手触不粘连，手压可立即恢复原状。优质鸡一般肉质鲜美，消费者通常可以通过观察鸡的精神状态、鸡冠颜色、鸡爪的抓握力度进行判断。

果香秀 是不是散养鸡的营养价值高于规模化生产的笼养鸡？

蔬东坡 鸡蛋和鸡肉的主要营养成分（如蛋白质、糖类、脂肪等）含量与日粮配方的组成有关。所以，如果散养鸡和笼养鸡的日粮配方差异不大，其生产的肉和蛋的营养价值的差异也不会很大。但是，由于鸡肉中一些风味物质的沉积是一个缓慢的过程，而且与饲养的品种有一定关系，所以散养鸡的风味一般会比规模化生产的笼养鸡要好。

鱼美鲜 鸡汤炖得越久越有营养吗？

蔬东坡 这个说法不对，鸡汤炖得越久越没有营养才是真的。鸡汤经过长时间煲煮，许多营养素被破坏。时间越长，蛋白质变性越厉害、维生素破坏越多，炖煮时间以 2 小时以内为宜。而且鸡汤的营养远低于鸡肉，有些地方在炖鸡汤时会把鸡肉丢掉只喝鸡汤，这种做法有点舍本逐末了。

油不腻 鸡头真的有毒吗？

蔬东坡 "十年鸡头赛砒霜"，这句俗话形容鸡越老，鸡头毒性就越大，真的是这样吗？实际上，鸡靠肠胃来消化吸收，鸡的肝脏是最大的解毒器官，即使鸡摄入了含有重金属的食物或是感染了致病菌，是通过肝脏进行解毒和排毒的，并不会将毒素堆积到头部。而且至今为止还没有鸡头重金属超标的报道。

油不腻 鸡屁股有毒吗？

蔬东坡 鸡屁股上有两种腺体，一种是尾脂腺，另一种是腔上囊，位于鸡屁股小突尖的下面，是左右对称的两块淡黄色的淋巴腺体，这两种腺体可以储藏细菌、病毒、病原体等对人体有害的物质，甚至一些致癌物质。这两种腺体可以说确实是有毒的，但是并不代表鸡屁股就不能食用了，只要将这两块腺体切除就可以食用。

禽肉之鸭肉

果香秀 鸭子是不是越老越营养呢？

蔬东坡 有一种说法是"十年老鸭如人参"，鸭子性凉，一些人吃了容易拉稀，而吃老鸭子就不会。但是，其实鸭子从嫩到老，鸭肉的性质不会发生根本性的改变，只是有些营养成分的比例发生了变化。嫩鸭子脂肪含量低、水分含量高、香味不足，适合炒着吃；老鸭子脂肪含量更高、香味较浓、肉质更紧，适合炖汤喝。"鸭子越老越营养"的说法是片面的。

鱼美鲜 焖炉烤鸭和挂炉烤鸭有哪些区别呢？

蔬东坡 你不愧为"吃货"，吃得够有专业水准的了。烤鸭的做法分为挂炉和焖炉，两者所使用的烤炉和燃料不同。挂炉不安炉门，以枣木、梨木等果木为燃料明火烤，在烤制时可以随时查看和翻转。因为挂炉烤制的方式火力强劲，鸭子皮下脂肪化掉，烤成的鸭子皮脆肉嫩。而焖炉烤鸭是先将秫秸等燃料放进炉内点燃，使炉膛升高一定温度后，再将火灭掉，然后将鸭胚放在炉中铁罩上，全凭炉内炭火和烧热的炉壁焖烤而成。中间不能开炉门，也不能移动鸭子，一次放入，一次取出，这样油脂、水分消耗少，皮和肉不脱离。

油不腻 如何区分粤式烤鸭和烤鹅呢？

蔬东坡 烤鸭和烤鹅在外形上非常相似，尤其是在头和脖子被切除后，乍一看，很难看出两者的区别，但两者的价格差别却不小，因此一些无良商家会用低价烤鸭当高价烤鹅。辨别方法主要是"三看"：一看头和脖子，烤鹅头上有个小包，但鸭头上没有，鹅的脖子、四肢比鸭子长。二看表皮，烤鹅的皮比较细腻，呈深褐色和深红色，而烤鸭的皮质地有点粗糙，颜色为棕褐色。三看脂肪含量，烤鹅脂肪含量丰富，烤后口感油腻，烤鸭的脂肪不如烤鹅的多，口感更柴。

禽肉之鹅肉

茶茗媛 鹅肉的营养成分有哪些呢?

蔬东坡 鹅肉营养丰富,富含人体必需的多种氨基酸、蛋白质、多种维生素、烟酸、糖、微量元素,并且脂肪含量很低,不饱和脂肪酸含量高,对人体健康十分有利。鹅肉的蛋白质含量很高,根据测定,其含量比鸭肉、鸡肉、牛肉、猪肉都高,赖氨酸含量比肉仔鸡高。

油不腻 如何选鹅肉呢?

蔬东坡 一是看肉色,新鲜的鹅肉颜色非常好看,呈淡红色,看着较为粉嫩,而且表面不会有血水渗出或者只有少量血水,存放时间较长的鹅肉表面就会有很多血水。不新鲜的鹅肉表面的颜色会呈暗红色,这是因为鹅的血和空气中的氧气发生反应,形成了一层氧化膜。二是观察鹅肉的弹性,可以用挑肉的夹子或者直接用手指轻轻触碰鹅肉表面,优质的鹅肉应富有弹性,发生形变之后能快速恢复原形。三是闻味道,质量好的鹅肉闻起来有一点淡淡的腥味,而存放时间较长的鹅肉就会有腥臭味,甚至会有发霉的味道。另外,还要关注鹅的品种,其品种可以细分为很多小种类,不同种类鹅肉的品质、口感不同。

鱼美鲜 如何食用肥鹅肝呢?

蔬东坡 肥鹅肝是法国的传统名菜。法国鹅肝的吃法通常是用小火微煎后,佐以波特酒或深色的酱。另一种吃法需要经过"特殊处理",这种混合了别的材料的鹅肝通常在煮熟后冷却,再切片成冷盘,也可淋上调味酱享用。一般在处理这种鹅肝时会加入的材料包括白兰地、苹果白兰地、波特酒和松露。

油不腻 常见的鹅制品有哪些呢?

蔬东坡 鹅除了鲜食以外,还可以加工成不同的产品,如板鹅、卤鹅、烧鹅、烤鹅、脆皮鹅、鹅肉干、鹅肉脯等。

茶茗媛 鹅血豆腐是如何加工的呢？

蔬东坡 收集鹅血后，添加适量的钙离子，经热处理使鹅血凝固，制成鹅血豆腐，其通常可以与鹅肉一起炖着吃或者下火锅、开汤。

蛋类之认知

果香秀 一天吃几个鸡蛋最合适呢？

蔬东坡 《中国居民膳食指南（2016）》建议，在正常摄入其他食物（奶类、肉类和鱼虾）的情况下，每周不要吃超过 7 个鸡蛋。但大家注意，这里的前提是奶类、肉类、鱼虾都吃得足够多，如果只是每天吃 1 个或多个鸡蛋，并不会增加心血管疾病或糖尿病的风险。当然，要是平时很少吃奶类、肉类和鱼虾等蛋白类食物，或是特别喜欢吃鸡蛋，又或者是正在健身，需要补充蛋白质，多吃几个鸡蛋也没问题。"每天最多吃两个鸡蛋"的说法，主要是与鸡蛋中的胆固醇有关，摄入过多的胆固醇会增加患心脑血管疾病的风险。另外，由于鸡蛋中含有丰富的蛋白质，食用过量则容易增加肾脏的代谢负担。

鱼美鲜 蛋类的营养价值体现在哪里呢？

蔬东坡 蛋类为高营养食品，几乎含有人体必需的所有营养素，且易于消化吸收。蛋类含有丰富的蛋白质、脂肪、维生素和无机盐。其中，蛋白质的含量占全蛋的 13%～15%，蛋黄中蛋白质的含量相对较高，约高出 4%，加工后的咸蛋和松花蛋的蛋白质含量变化不大，但因水分少，其蛋白质含量可高达 32%～42%。鸡蛋中的蛋白质是天然食品中最优质的蛋白质，可供给多种必需氨基酸，非常适合人体需要。蛋类蛋白质的氨基酸营养价值高，因为其组成与人体组织蛋白质最为接近。蛋类脂肪主要集中在蛋黄内，蛋黄中含脂肪 30%，蛋清中几乎没有脂肪。蛋类脂肪中的不饱和脂肪酸含量较高，如鸡蛋脂肪中不饱和脂肪酸含量为 58%，鸭蛋为 62%，且脂肪熔点低，易被人体消化吸收。常见的蛋类有鸡蛋、鸭蛋、鹅蛋和鹌鹑蛋等。其中产量最大、食用最普遍、在食品加工工业中使用最广泛的是鸡蛋。

油不腻 鸡蛋的营养成分有哪些呢？

蔬东坡 鸡蛋含有丰富的蛋白质、脂肪、维生素和铁、钙、钾等人体所需要的矿物质，其蛋白质为优质蛋白，并富含 DHA 和卵磷脂、卵黄素。鸡蛋中还含有较多的维生素 B 和其他微量元素。虽然鸡蛋营养丰富，但是维生素 C 含量低，要搭配蔬菜食用，方可保证营养全面。

果香秀 鸭蛋的营养成分有哪些呢？

蔬东坡 鸭蛋中的蛋白质含量和鸡蛋相当，而矿物质含量远胜鸡蛋，尤其铁、钙含量极为丰富。咸鸭蛋的营养成分与鸭蛋相似，矿物质含量略高。

鱼美鲜 鹅蛋的营养成分有哪些呢？

蔬东坡 鹅蛋的营养价值不亚于鸡蛋，而且鹅蛋含有多种蛋白质，其中最多的是蛋白中的卵白蛋白和蛋黄中的卵黄磷蛋白，蛋白中的卵白蛋白富含人体所需的各种氨基酸，是完全蛋白质，易于消化吸收。蛋黄中含有丰富的卵磷脂，其含量大大超过其他蛋类。鹅蛋中含有丰富的铁、磷和钙，非常容易被人体吸收。鹅蛋中的维生素也十分丰富，蛋黄中含有丰富的维生素 A、维生素 E、核黄素与硫胺素，蛋白中含有核黄素与烟酸，这些都是人体必需的维生素。

油不腻 鸽子蛋的营养成分有哪些呢？

蔬东坡 鸽子蛋比鸡蛋个小，其能量及脂肪含量却比鸡蛋高得多，蛋白质、维生素 E、钙、磷、镁等含量也远高于鸡蛋，但叶酸、维生素 A、核黄素、叶酸、硫胺素等的含量不及鸡蛋。鸽子蛋和鸡蛋的营养各有特点，但是鸽子蛋的价格更高，大家可以根据自己的具体需求来选择。

蛋类之辨别

油不腻 土鸡蛋和洋鸡蛋有哪些区别呢？

蔬东坡 土鸡蛋就是农家散养的土鸡下的蛋，这些土鸡以青草、小虫、谷粒和草籽等为食物。土鸡蛋中的 ω-3 不饱和脂肪酸和磷脂比较高，这两种物质可以促进胆固醇的新陈代谢。由于土鸡蛋的口感更好、脂肪含量更高，非常适合做水煮蛋和煎蛋，"煎"的烹调方式能将它优良的口感发挥出来。

而洋鸡蛋是指养鸡场或养鸡专业户用合成饲料养的鸡所下的蛋。这些饲料经过科学配比，营养素含量比较均衡，因此洋鸡蛋中铁、钙、镁等矿物质元素的含量都高于土鸡蛋。其次，由于饲料中添加了一定量的膳食纤维，洋鸡蛋蛋黄中的胆固醇和脂肪含量比土鸡蛋低很多，可以选择做蒸蛋或做甜品使用。由于其脂肪和胆固醇含量比较低，也更适合老年人食用。

鱼美鲜 土鸡蛋一定比洋鸡蛋好吗？

蔬东坡 土鸡是指散养的，主要以虫子、蔬菜和野草为食物的鸡。很多人都觉得土鸡下的蛋应该比养鸡场里圈养的、吃饲料的"洋鸡"下的蛋更好，但检测数据并不支持这种推测。相较而言，土鸡蛋的蛋白质、碳水化合物、胆固醇、钙、锌、铜、锰含量略多一些，而脂肪、维生素 A、维生素 B_2、烟酸、硒等略少一些。总体来说，两者的营养价值相差不大。但由于鸡所吃的食物不同等因素，土鸡蛋中可能含有一些风味物质，让人觉得味道更好。

茶茗媛 鸡生绿壳蛋是由什么决定的呢？绿壳蛋和普通蛋相比，哪个更营养呢？

蔬东坡 生什么颜色的蛋主要是由母鸡的品种决定的，与饲料成分的色素含量几乎不相关，其营养价值本身与普通鸡蛋差异不大。只有母鸡在采食方面有差异，其所产的鸡蛋营养才会稍有差异。

油不腻 受精蛋和未受精的蛋相比，哪个更营养呢？

蔬东坡 鸡蛋是一个卵细胞，受精后部分蛋白质会为细胞的分化做准备，从而消耗大量的能量。而且受精蛋中可能发生一些激素的变化，其营养价值会降低，而且受精蛋比未受精的蛋易坏。因此，还是未受精的蛋更有营养。

果香秀 毛蛋与普通蛋相比，哪个更营养呢？

蔬东坡 毛蛋吸引人的不只是口味，还有"大补"光环，因为它里面有未发育的鸡（鸭）头、脚和毛，既有嫩肉，又有蛋液，想来是很营养的。但是，受精蛋在孵化过程中，蛋液中的营养成分几乎被消耗殆尽，营养价值并不高。而且毛蛋中含有沙门氏菌、大肠杆菌、葡萄球菌等病菌，激素含量也较高。所以，吃毛蛋来补身体还不如多样饮食。

鱼美鲜 双黄蛋是不是比单黄蛋的营养价值更高呢？

蔬东坡 蛋黄中有胆固醇、维生素等物质，蛋清中有较多的胶体和蛋白质。双黄蛋的蛋黄所含的营养物质量会稍多些，但与普通鸡蛋不会有太大差别。从营养互补的角度来说，蛋黄和蛋清的营养有一种平衡，从这个角度来看，可能双黄蛋不如单黄蛋均衡。总之，不必刻意追求双黄蛋。

油不腻 吃皮蛋（松花蛋）会中毒吗？

蔬东坡 松花蛋是鲜鸭蛋在氢氧化钠等及碱性物质作用下制作而成的，加工松花蛋时，要将纯碱、碳、盐、金生粉（也称黄丹粉）按一定的配方混合，或浸泡，或加泥、加糠包裹在鸭蛋外面。金生粉就是氧化铅，因此松花蛋会受到铅的污染。正常的松花蛋的铅含量都在安全标准范围内，但有部分不法商家为了追求松花蛋的美观，过多使用氧化铅，造成松花蛋铅含量超标。长期食用铅超标的松花蛋可能造成累积铅中毒。儿童更不宜食用松花蛋，因为儿童对铅更敏感且吸收率更高。

蛋类之选购

果香秀 挑选新鲜鸡蛋有什么简便的方法呢？

蔬东坡 挑选鸡蛋有四个小步骤，"一看、二晃、三闻、四照"。一看：看蛋壳的颜色、清洁程度、是否有裂缝等，新鲜的鸡蛋蛋壳完整，无光泽，表面有一层白色的粉末，摸起来有粗糙感。二晃：用拇指、食指和中指捏住鸡蛋摇晃，没有发出声响的就是鲜鸡蛋。三闻：用嘴向蛋壳上轻哈一口热气，然后用鼻子闻一下气味，优质鲜蛋会有轻微的生石灰味道。四照：手握鸡蛋，对光观察，鲜蛋的蛋白、蛋黄清晰，呈半透明状。

油不腻 如何挑选鸭蛋呢?

蔬东坡 从蛋壳外观和声音两个方面来挑选鸭蛋。外观上,尽量选择外壳颜色为淡蓝色、较光滑的青皮鸭蛋,这样的鸭蛋基本由成年鸭生产,钙的成分也会多一些,蛋壳较厚,难以碰坏。而白色外壳的鸭蛋则多由老鸭子生产,由于老鸭子身体衰弱、产蛋无力,所产的鸭蛋外壳较薄,不易保存。如果我们用手指轻轻一弹或将两个鸭蛋轻轻碰磕,发出轻微、尖锐的声响,这种鸭蛋就不能用来做松花蛋或腌制咸蛋。

茶茗媛 如何挑选鹅蛋呢?

蔬东坡 挑选鹅蛋有四个小步骤,"一看、二摸、三听、四闻"。一看:看蛋壳的颜色、清洁程度、是否有裂缝等。鲜鹅蛋蛋壳完整、清洁、无光泽,表面有一层白霜。二摸:用手感觉鹅蛋表面是否粗糙,掂量蛋的轻重,鲜鹅蛋的蛋壳粗糙,重量适当。三听:把蛋拿在手上,轻轻将蛋与蛋互相碰撞,听发出的声响,鲜鹅蛋互相碰撞的声音清脆,摇动鹅蛋则不发出声响。四闻:用嘴向蛋壳上轻哈一口热气,然后用鼻子闻一下气味,优质鲜鹅蛋会有轻微的生石灰味道。

果香秀 如何挑选鹌鹑蛋呢?

蔬东坡 挑选鹌鹑蛋有三个小步骤,"一看、二摇晃、三泡水"。一看:外表近似圆形,个体很小,蛋壳颜色鲜明,表面有棕褐色斑点,如果磕开鹌鹑蛋观察,新鲜的鹌鹑蛋蛋黄呈深黄色,蛋清透明且黏稠。二摇晃:用手轻轻摇动,没有声音的是鲜蛋,有水声的是陈蛋。三泡水:把鹌鹑蛋放到冷水里,下沉的是鲜蛋,上浮的是陈蛋。

油不腻 怎么挑选咸鸭蛋呢?

蔬东坡 用"看、摇、照"三步法挑选优质咸鸭蛋。"看":蛋壳完整无裂纹,色泽正常。"摇":将咸鸭蛋握在手中,轻轻摇晃,成熟的咸鸭蛋的蛋白呈水样,蛋黄紧实,摇晃时可感觉到蛋白液在流动,并有击水的声音,而混黄蛋与次质蛋无拍击的声响。"照":将咸鸭蛋对着光线透照,通

125

常咸鸭蛋的气室都比鲜蛋的气室大。如果咸鸭蛋的气室太大，则说明质量较差。当然最靠谱的办法是煮熟切开尝一尝，优质咸鸭蛋咸淡适宜、蛋黄流油。

蛋类之保存

果香秀 鸡蛋的保质期有多久呢？

蔬东坡 一般在常温条件下，鸡蛋的保质期为 30 天左右。温度在 2～6℃时，鸡蛋保质期为 40～60 天；温度在 15℃以下时，鸡蛋保质期为 30 天左右。当夏季温度高于 25℃时，鸡蛋保质期为 15 天左右。建议鸡蛋买回家后，最好速放到冰箱冷藏保存。

油不腻 如何科学保存禽蛋呢？

蔬东坡 一是不要清洗，清洗过后会有细菌繁殖，加快变质，如果蛋壳表面有粪便，用湿纸巾擦干净即可。二是不要与气味较重的原料混合放在一起，这样会加快变质，还易串味。三是存放时，将较大的一端朝上，较小的一端朝下，这样可防止蛋黄上浮，防止微生物细菌侵入蛋黄。四是把蛋从冰箱拿出来后，切记不要再放回去，否则会造成交叉感染，导致禽蛋全部变质。

鱼美鲜 存放鸡蛋时，小头朝上、大头朝上还是横放呢？

蔬东坡 平时存放鸡蛋时，应该是竖着放，并且是大头朝上、小头朝下。新鲜的鸡蛋蛋白浓稠，能够有效地固定蛋黄的位置。但随着存放时间变长，蛋白中的黏液素就会在蛋白酶的作用下慢慢变稀，失去固定蛋黄的作用。由于蛋黄的比重比蛋白小，鸡蛋横放时，蛋黄就会上浮，靠近蛋壳，变成贴黄蛋或靠黄蛋。如果把鸡蛋大头朝上竖放，蛋头内有一个气室，里面的气体就会使蛋黄无法贴近蛋壳。

蛋类之食用

茶茗媛 鸡蛋是红壳的好，还是白壳的好？那绿壳蛋呢？

蔬东坡 鸡蛋壳的颜色主要来自母鸡生殖系统表面分泌的色素，鸡蛋是红壳（红壳鸡蛋，是一种通俗的说法，实为褐色壳鸡蛋）还是白壳、绿壳取决于母鸡的品种，与喂养的方式、饲料的选择几乎不相关。但无论是白壳鸡蛋，还是红壳鸡蛋、绿壳鸡蛋，其主要营养成分都是蛋白质、脂肪、维生素和胆固醇等。经科学检测，红壳鸡蛋、白壳鸡蛋、绿壳鸡蛋的这些营养成分的含量有差别，但差别极小。

因此，在买鸡蛋的过程中没必要过分强调颜色的差别，新鲜、卫生、安全的鸡蛋就是好鸡蛋。

果香秀 蛋黄颜色越黄越好吗？

蔬东坡 蛋黄颜色的深浅是部分消费者选择鸡蛋时的重要感官指标，明亮鲜艳的颜色会刺激食欲，增加人们的喜爱程度。但蛋黄的颜色主要取决于蛋鸡吃的食物所含有的色素，散养蛋的蛋黄的黄色素主要来自其摄食的玉米、蔬菜、草、虫子等，而笼养蛋的蛋黄颜色主要来自饲料中的玉米以及饲料中人为添加的万寿菊、斑蝥黄等着色剂。

如果是添加的天然的植物成分（如万寿菊）来调节蛋黄的颜色，则是有益的；但如果添加的是化学合成的斑蝥黄等着色剂来调节蛋黄颜色，则是无益的。因此，鸡蛋蛋黄颜色并不是越黄或者越红越好。

鱼美鲜 鸡蛋壳上长雀斑、暗纹，能吃吗？

蔬东坡 鸡蛋壳上长雀斑，是指蛋壳表面出现肉眼可见的褐色斑点，甚至有稍微凸起。这是钙和蛋壳色素分布不均匀导致的，与细菌污染没有关系，是可以放心食用的。蛋壳上长暗纹，是指蛋壳的底部有一种色泽较暗的水印状斑点或者条带，颜色比一般鸡蛋颜色稍暗。这是壳内的水分透过韧性较差的蛋壳膜并积聚在蛋壳附近造成的，与细菌污染没有联系，是可以放心食用的。

由于蛋壳上有很多的气孔，如果长时间放置，尤其是在高温、高湿的环境下，细菌、霉菌等微生物通过气孔入侵到蛋壳内，在蛋壳上形成斑点、斑块，这种鸡蛋是不建议食用的。

果香秀 蛋黄和蛋白，吃哪个更有营养呢？

蔬东坡 蛋白和蛋黄的营养成分有很大的不同，但两者都非常有营养。

蛋黄和蛋白中都含有丰富的蛋白质。蛋黄中的矿物质含量（特别是铁、磷的含量）比蛋白中的含量高很多，蛋黄中的微量元素含量也比蛋白高，且维生素成分更丰富（蛋黄中维生素 A、维生素 D、维生素 E 和 B 族维生素含量丰富），而蛋白中的维生素含量就很单一。并且蛋黄中还含有丰富的卵磷脂、叶黄素等，而蛋白中不含。但是蛋白也有很多优点，蛋白的脂类含量非常少，钠元素和钾元素的含量非常高，食用时非常易消化，不用担心胆固醇升高。所以，蛋白和蛋黄都是非常营养的动物蛋白，并且两者各有长处，大家在食用的时候最好还是不要挑食，一起吃会比较利于营养的全面吸收。

鱼美鲜 吃茶叶蛋不健康吗？

蔬东坡 茶叶里面的鞣酸（也就是单宁）这类物质会和鸡蛋的蛋白质结合，降低鸡蛋的生物利用率。从这个角度来说，茶叶蛋的营养真的会降低。不过从另一个角度来说，实际上鞣酸的含量比较少，不会产生太多不利于蛋白质吸收的成分，所以大家也不用太担心。只是煮制茶叶蛋的时间比较久才是最大的问题，这样可能会导致鸡蛋的蛋白质变性，发生凝集，煮的时间越久，口感就会越老、越硬，蛋中的营养素都发生了反应和改变，不利于营养的吸收和身体健康。

果香秀 溏心蛋更鲜嫩，能给宝宝吃吗？

蔬东坡 很多人爱吃溏心蛋，尤其特别喜欢蛋黄软嫩甚至流动的口感。但人们担心的主要问题是，溏心蛋加热温度不够，沙门氏菌等致病微生物和病毒不能有效被杀灭。这个确实是真的，如果溏心蛋的加热温度到不了 72℃，还是有概率让沙门氏菌等致病微生物和病毒漏网的。而全熟蛋的蛋黄完全凝固，说明鸡蛋中心也达到了杀灭病菌的温度，安全就有保障了。

所以从安全角度来讲，溏心鸡蛋存在一定的安全风险。对于成年人来说，如果偶尔吃溏心鸡蛋倒也无妨，但也一定要确保鸡蛋的来源正规、质量合格。而对于抵抗力较低、易感染病菌的宝宝来说，还是吃全熟鸡蛋更安全。

鱼美鲜 水煮鸡蛋怎么煮，才更好吃、更有营养呢？

蔬东坡　鸡蛋营养丰富，而且价格便宜，是最值得广大消费者享用的大众食品。鸡蛋的做法多，可煎、可炒、可蒸、可煮，其中煮鸡蛋是最简单、最有营养的烹饪方式，其消化吸收率可高达 99.7％。用水煮鸡蛋时，可根据自己的喜好来煮，煮的时间长一些，鸡蛋全熟；煮的时间短一些，则口感更嫩滑，但应均以蛋黄凝固、颜色呈黄色为好。

果香秀　能不能给大家介绍几种常用的煮鸡蛋的方法呢？

蔬东坡　①3 分钟煮鸡蛋：鸡蛋洗净，凉水下锅，中火煮，等水开后再煮 3 分钟即可关火，焖 3 分钟出锅，此时蛋清熟而软嫩，蛋黄刚熟、略溏。②5 分钟煮鸡蛋：鸡蛋洗净，凉水下锅，中火煮，等水开后再煮 5 分钟即可关火，焖 3～5 分钟出锅，此时蛋清熟嫩，蛋黄熟而不硬。

茶茗媛　煮鸡蛋时需要注意什么呢？

蔬东坡　首先，煮鸡蛋时，水必须没过蛋，因为浸不到水的地方蛋白不易凝固。其次，煮鸡蛋的时间不宜过长，如果鸡蛋在沸水中煮超过 7 分钟以上，蛋白质结构会变得更紧密，不易与胃液中的蛋白质消化酶接触，所以比较难消化。此外，鸡蛋中的蛋氨酸经过长时间加热会分解出硫化物，并与蛋黄中的铁发生反应，形成人体不易吸收的硫化铁，如果蛋黄颜色发青、发绿，则营养损失更多。最后，鸡蛋宜冷水下锅，然后用中等火候煮，这样可防止蛋壳破裂，避免营养素流失。

果香秀　刚生下的新鲜鸡蛋马上吃最好吗？

蔬东坡　鸡蛋越新鲜，煮后越不易剥壳。刚生下的新鲜鸡蛋放 3～5 天后做水煮蛋，易剥壳、口感更好。

茶茗媛　水煮蛋、煎蛋、蒸蛋、生蛋哪种吃法最营养呢？

蔬东坡　从营养成分的保留程度来讲，煮蛋为 100％、炒蛋为 97％、嫩炸为 98％、老炸为 81.1％、开水牛奶冲蛋为 92.5％、生吃为 30％～50％。因为蒸蛋要加入水进行调和，会有一些营养物质流失，但是蒸蛋松软易消化，适合老人、小孩以及肠胃虚弱的人食用。

果香秀 怎么烹饪鸡蛋能使其中的蛋白质最好消化呢?

蔬东坡 有研究显示,带壳水煮蛋的蛋白质消化率高达 99.7%,几乎能全部被人体吸收利用,煎荷包蛋和摊鸡蛋这两种做法的蛋白质消化率为98%,炒鸡蛋为 97%,蒸鸡蛋为 92.5%,生鸡蛋仅为 30%~50%。

鱼美鲜 怎么烹饪鸡蛋能使其中的维生素得到最佳保存呢?

蔬东坡 带壳水煮蛋因加热温度低,营养全面保留;蒸蛋的加热温度较低,核黄素、叶黄素等水溶性维生素损失少;水煮荷包蛋的加热温度较低,水溶性维生素有少许损失;煎荷包蛋的加热温度高,维生素 A、维生素 D、维生素 E、维生素 K 等脂溶性维生素和水溶性维生素都有损失;摊鸡蛋的加热温度高,所有维生素都有损失;炒鸡蛋的加热温度高,维生素损失较多。

果香秀 鸡蛋如何搭配着吃呢?

蔬东坡 日常我们可以将鸡蛋与其他蔬菜搭配炒制食用。下面推荐几种其他搭配方法:一是鸡蛋搭配枸杞。二是鸡蛋搭配西洋参。推荐大家用枸杞、西洋参蒸鸡蛋,这尤其适合体质虚弱、免疫力低下的中老年人食用。三是鸡蛋搭配米酒。可以将适量的米酒放到锅中加水烧开,然后把鸡蛋放入锅中煮。

茶茗媛 食用鸡蛋有哪些注意事项呢?

蔬东坡 一是不吃生鸡蛋。生鸡蛋的蛋白质呈胶状,人体不易消化吸收,同时生鸡蛋细菌比较多,未经过加工处理就食用可能会造成食物中毒。二是要吃整蛋。很多人吃鸡蛋时,只吃蛋清不吃蛋黄,但鸡蛋所含的脂肪、维生素和矿物质都主要集中在蛋黄中。三是要注意煮蛋时间。鸡蛋一般在水烧开后小火继续煮 5~6 分钟即可,时间过长会使蛋白质过分凝固,影响消化吸收。

蔬东坡 至此,咱们"愿你吃好"游学团完成了禽类科普基地的学习,晚上回去后再消化一下，变成自己的知识哦。为了大家能够掌握并运用今天学的知识，我把部分重点内容设计成了"极简操作卡""极简辨别卡"和"极简表格"。

1. 烹调鸭子，老嫩有别

嫩鸭子脂肪含量低、水分含量高、香味不足，适合炒着吃。老鸭子脂肪含量更高、香味较浓、肉质更紧，适合炖汤喝。

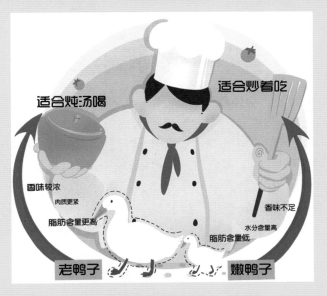

2. 挑选鸡蛋，记住一看、二晃、三闻、四照

一看：看蛋壳的颜色、清洁程度、是否有裂缝等，新鲜的鸡蛋蛋壳完整，无光泽，表面有一层白色的粉末，摸起来有粗糙感。二晃：用拇指、食指和中指捏住鸡蛋摇晃，没有发出声响的就是鲜鸡蛋。三闻：用嘴向蛋壳上轻哈一口热气，然后用鼻子闻一下气味，优质鲜蛋会有轻微的生石灰味道。四照：手握鸡蛋，对光观察，鲜蛋的蛋白、蛋黄清晰，呈半透明状。

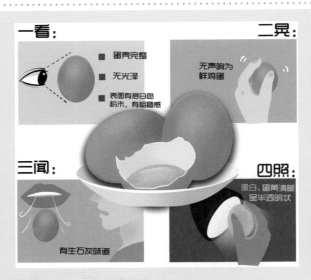

3. 挑选鸭蛋，从外观和声音下手

从蛋壳外观和声音两个方面来挑选鸭蛋。外观上，尽量选择外壳颜色为淡蓝色、较光滑的青皮鸭蛋，这样的鸭蛋基本由成年鸭生产，钙的成分也会多一些，蛋壳较厚，难以碰坏。而白色外壳的鸭蛋则多由老鸭子生产，由于老鸭子身体衰弱、产蛋无力，所产的鸭蛋外壳较薄，不易保存。如果我们用手指轻轻一弹或将两个鸭蛋轻轻碰磕，发出轻微、尖锐的声响，这种鸭蛋就不能用来做松花蛋或腌制咸蛋。

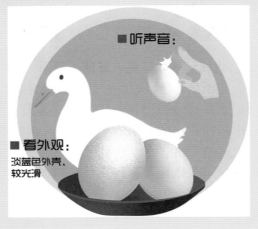

4. 挑选鹅蛋，记住一看、二摸、三听、四闻

一看：看蛋壳的颜色、清洁程度、是否有裂缝等。鲜鹅蛋蛋壳完整、清洁、无光泽，表面有一层白霜。二摸：用手感觉鹅蛋表面是否粗糙，掂量蛋的轻重，鲜鹅蛋的蛋壳粗糙，重量适当。三听：把蛋拿在手上，轻轻将蛋与蛋互相碰撞，听发出的声响，鲜鹅蛋互相碰撞的声音清脆，摇动鹅蛋则不发出声响。四闻：用嘴向蛋壳上轻哈一口热气，然后用鼻子闻一下气味，优质鲜鹅蛋会有轻微的生石灰味道。

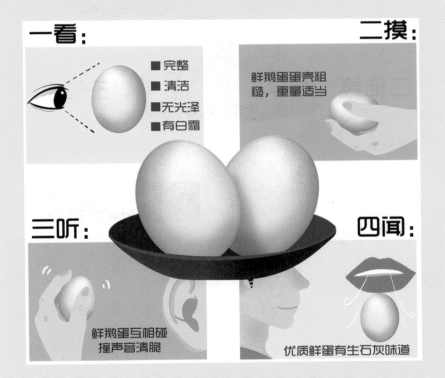

5. 挑选鹌鹑蛋，记住一看、二摇晃、三泡水

一看：外表近似圆形，个体很小，蛋壳颜色鲜明，表面有棕褐色斑点，如果磕开鹌鹑蛋观察，新鲜的鹌鹑蛋蛋黄呈深黄色，蛋清

透明且黏稠。二摇晃：用手轻轻摇动，没有声音的是鲜蛋，有水声的是陈蛋。三泡水：把鹌鹑蛋放到冷水里，下沉的是鲜蛋，上浮的是陈蛋。

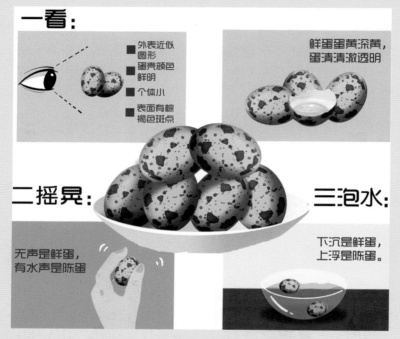

6. 保存禽蛋，记住一要、三不要

①存放时，要将较大的一端朝上，较小的一端朝下，这样可防止蛋黄上浮，防止微生物细菌侵入蛋黄。

②不要清洗，清洗过后会有细菌繁殖，加快变质，如果蛋壳表面有粪便，用湿纸巾擦干净即可。

③不要与气味较重的原料混合放在一起，这样会加快变质，还易串味。

④把蛋从冰箱拿出来后，切记不要再放回去，否则会造成交叉感染，导致禽蛋全部变质。

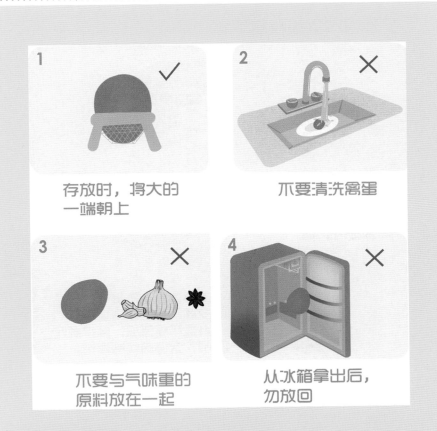

7. 食用鸡蛋，记住两要、一不要

①要吃整蛋。很多人吃鸡蛋时，只吃蛋清不吃蛋黄，但鸡蛋所含的脂肪、维生素和矿物质都主要集中在蛋黄中。

②要注意煮蛋时间。鸡蛋一般在水烧开后小火继续煮 5～6 分钟即可，时间过长会使蛋白质过分凝固，影响消化吸收。

③不要吃生鸡蛋。生鸡蛋的蛋白质呈胶状，人体不易消化吸收，同时生鸡蛋细菌比较多，未经过加工处理就食用可能会造成食物中毒。

食用鸡蛋的注意事项

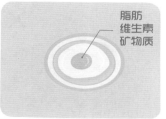

脂肪
维生素
矿物质

1.要吃整蛋
鸡蛋所含的营养
主要集中在蛋黄中。

2.注意煮蛋时间
煮鸡蛋时间过长，会导
致蛋白质过分凝固，影
响消化吸收。

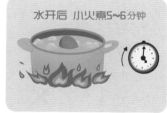

水开后 小火煮5~6分钟

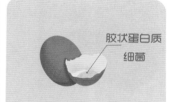

胶状蛋白质
细菌

3.不要吃生鸡蛋
生鸡蛋中蛋白质呈胶状，
人体不易吸收，且细菌较
多，易造成食物中毒。

极简辨别卡

1. 土洋鸡蛋差异小，只因养法不同

土鸡是指散养的，主要以虫子、蔬菜和野草为食物的鸡。很多人都觉得土鸡下的蛋应该比养鸡场里圈养的、吃饲料的洋鸡下的蛋更好，但检测数据并不支持这种推测。相较而言，土鸡蛋的蛋白质、碳水化合物、胆固醇、钙、锌、铜、锰含量略多一些，而脂肪、维生素A、维生素 B_2、烟酸、硒等略少一些。总体来说，两者营养价值相差不大。但由于鸡所吃的食物不同等因素，土鸡蛋中可能含有一些风味物质，让人觉得味道更好。

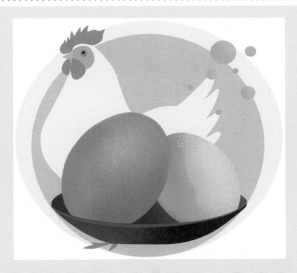

2. 绿壳蛋、普通蛋，颜色不同品种定

生什么颜色的蛋主要是由母鸡的品种决定的，与饲料成分的色素含量几乎不相关。其营养价值本身与普通鸡蛋差异不大。只有母鸡在采食方面有差异，其所产的鸡蛋营养才会稍有差异。

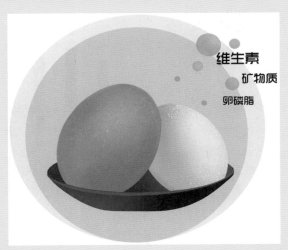

维生素

矿物质

卵磷脂

3. 毛蛋营养高？这种说法不科学

毛蛋吸引人的不只是口味，还有"大补"光环，因为它里面有未发育的鸡（鸭）头、脚和毛，既有嫩肉，又有蛋液，想来是很营养的。但是，受精蛋在孵化过程中，蛋液中的营养成分几乎被消耗殆尽，营养价值并不高。而且毛蛋中含有沙门氏菌、大肠杆菌、葡萄球菌等病菌，激素含量也较高。所以，吃毛蛋来补身体还不如多样饮食。

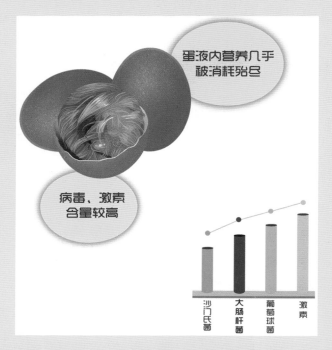

4. 双黄蛋、单黄蛋营养差别不大，不必刻意追求

蛋黄中有胆固醇、维生素等物质，蛋清中有较多的胶体和蛋白质。双黄蛋的蛋黄所含的营养物质的量会稍多些，但与普通鸡蛋不会有太大差别。从营养互补来说，蛋黄和蛋清的营养有一种平衡，从这个角度来看，可能双黄蛋不如单黄蛋均衡。总之，不必刻意追求双黄蛋。

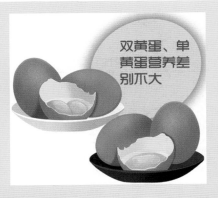

5. 水煮蛋、煎蛋、蒸蛋、生蛋，多种吃法不茫然

从营养成分的保留程度来讲，煮蛋为 100％、炒蛋为 97％、嫩炸为 98％、老炸为 81.1％、开水牛奶冲蛋为 92.5％、生吃为 30％～50％。因为蒸蛋时要加入水进行调和，会有一些营养物质流失，但是蒸蛋松软易消化，适合老人、小孩以及肠胃虚弱的人食用。

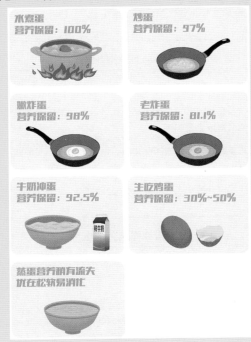

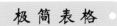

常见蛋类的营养成分

类别	营养成分
鸡蛋	含有丰富的蛋白质、脂肪、维生素和铁、钙、钾等人体所需要的矿物质，其蛋白质为优质蛋白，并富含 DHA 和卵磷脂、卵黄素。鸡蛋中还含有较多的维生素 B 和其他微量元素
鸭蛋	鸭蛋中的蛋白质含量和鸡蛋相当，而矿物质含量远胜鸡蛋，尤其铁、钙含量极为丰富。咸鸭蛋的营养成分与鸭蛋相似，矿物质含量略高
鹅蛋	鹅蛋的营养价值不亚于鸡蛋，而且鹅蛋含有多种蛋白质，其中最多的是蛋白中的卵白蛋白和蛋黄中的卵黄磷蛋白，蛋白中的卵白蛋白富含人体所需的各种氨基酸，是完全蛋白质，易于消化吸收。蛋黄中含有丰富的卵磷脂，其含量大大超过其他等蛋类，鹅蛋中含有丰富的铁、磷和钙，非常容易被人体吸收。鹅蛋中的维生素也十分丰富，蛋黄中含有丰富的维生素 A、维生素 E、核黄素与硫胺素，蛋白中含有核黄素与烟酸，这些都是人体必需的维生素
鸽子蛋	鸽子蛋比鸡蛋个小，其能量及脂肪含量却比鸡蛋高得多，蛋白质、维生素 E、钙、磷、镁等含量也远高于鸡蛋，但叶酸、维生素 A、核黄素、叶酸、硫胺素等的含量不及鸡蛋

吃鸡蛋，你吃对了吗？

正确的吃法	原因
不吃生鸡蛋	生鸡蛋的蛋白质呈胶状，人体不易消化吸收，同时生鸡蛋细菌比较多，未经过加工处理就食用可能会造成食物中毒
吃整蛋	很多人吃鸡蛋时，只吃蛋清不吃蛋黄，但整个鸡蛋所含的脂肪、维生素和矿物质都主要集中在蛋黄中
煮蛋时间适宜	鸡蛋一般在水烧开后小火继续煮 5～6 分钟即可，时间过长会使蛋白质过分凝固，影响消化吸收

土鸡蛋和洋鸡蛋的区别

类别	特点	营养成分	烹饪方法
土鸡蛋	是农家散养的土鸡下的蛋，这些土鸡是以青草、小虫、谷粒和草籽等为食物	土鸡蛋中的 ω-3 不饱和脂肪酸和磷脂比较高，这两种物质可以促进胆固醇的新陈代谢	因为土鸡蛋的口感更好、脂肪含量更高，非常适合做水煮蛋和煎蛋，"煎"的烹调方式能将它优良的口感发挥出来

（续）

类别	特点	营养成分	烹饪方法
洋鸡蛋	养鸡场或养鸡专业户用合成饲料养的鸡所下的蛋	这些饲料经过科学配比，营养素含量比较均衡，因此洋鸡蛋中铁、钙、镁等矿物质元素的含量都高于土鸡蛋。其次，由于洋鸡饲料中添加了一定量的膳食纤维，洋鸡蛋蛋黄中的胆固醇和脂肪含量比土鸡蛋低很多	可以选择做蒸蛋或做甜品使用

温馨提醒：

学然后知不足。记得用实际行动去升级你的生活方式哦！把你学以致用的经验记录下来吧。

1. _____

2. _____

3. _____

知识加油站

蜂　蜜

在自然界，许多植物的花朵上都有蜜腺，开花时蜜腺会分泌出像小露珠一样的甜汁，叫花蜜，花蜜会吸引蜜蜂上花来采集。蜜蜂用其管状的喙将花蜜吸进蜜囊里，回巢后，将蜜囊里的花蜜存储在巢房里进行酝酿，产生蜂蜜。

蜂蜜在常温、常压下，具有两种不同的物理状态，即液态和结晶态。一般情况下，刚分离出来的蜂蜜都是液态的，澄清透明、流动性良好。经过一段时间放置以后，或在低温下，大多数蜂蜜形成固态的结晶，因此人们通常把它分为液态蜜和结晶蜜，蜂蜜的颜色会根据蜜源植物的不同而产生差异。

蜂蜜的主要成分是葡萄糖和果糖，其中葡萄糖在一定条件下会慢慢析出形成结晶，也就是我们所说的"沉淀"。蜂蜜结晶是一种物理变化现象，与水结冰一样，其化学成分、营养价值都未发生变化，不会影响蜂蜜的质量。结晶的晶体是葡萄糖，而并非是在蜂蜜中掺入了白糖。反之，掺入白糖的蜂蜜还不易发生结晶现象，易于结晶的蜂蜜才是纯正的蜂蜜。一般来讲，结晶的难易程度取决于蜜源植物、浓度、温度等，如椴树蜜、油菜花蜜等极易出现结晶。蜂蜜结晶是一种正常现象，对其营养成分和应用价值毫无影响，也不影响食用。所以，蜂蜜出现沉淀并非变质。

蜂蜜的品级一般是按浓度来分的。根据不同的浓度，蜂蜜分为一级品和二级品，一级品水分含量≤20%，二级品水分含量≤24%。这两种等级均要达到果糖和葡萄糖含量≥60、蔗糖含量≤5%。

因蜂蜜有吸湿性、吸异味特性和发酵性能，如果蜂蜜暴露在相对湿度较高的空气中，就会吸收空气中的水分而发酵，因此要密封贮存，避免蜂蜜吸水发酵及串味。蜂蜜呈弱酸性，易与金属制品发生化学反应，所以不能使用铜、铝、锡、铁等活性强的金属器皿装蜂蜜。可用搪瓷、玻璃、陶瓷、食用级塑料等材质的容器盛放。蜂蜜应在密封、常温、阴凉、干燥、通风、无阳光直射、无异味、干净卫生的环境中贮存。

由于儿童正处在发育成长阶段，需要各方面的营养物质，特别是糖类，所以蜂蜜是很好的食物选择。蜂蜜含有丰富的果糖、葡萄糖、酶、维生素（维生素 C、维生素 K、维生素 B_1、维生素 B_2、维生素 B_6）、多种有机酸和人体必需的微量元素等营养成分，且被吸收率很高。此外，蜂蜜的雌激素含量非常低，不会影响儿童正常的内分泌，所以儿童喝蜂蜜不会引起早熟。

此外，食用蜂蜜也有禁忌，某些特殊人群不宜食用。例如未满一岁的婴儿不宜食用蜂蜜；过敏体质者、肠道功能紊乱的病人不宜食用；有低血压、糖尿病、术后虚弱、高热、大吐血、黄疸等疾病和症状者不宜食用。

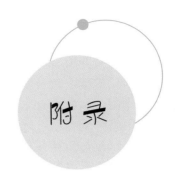

六大营养素与食物

人体需要的六大营养素是蛋白质、碳水化合物、脂肪、维生素、矿物质和水。其中碳水化合物中的糖类，以及蛋白质和脂肪是供给人体能量的三大营养素。六大营养素主要来自九大类食物，即肉类、鱼虾和贝类、蛋类、奶制品类、谷类、豆类、根茎类、蔬菜和水果类。

一、蛋白质

如果把人体当作一座建筑物，那么蛋白质就是构成这座大厦的重要建筑材料之一。蛋白质是人体细胞和组织、器官结构的主要组成成分。同时，它也是支持机体中所有新陈代谢和生理功能正常运作的必需物质。蛋白质在人体早期生长发展的过程中也起到至关重要的作用。

主要作用：参与组织的更新和修复；调节人体生理活动，增强抵抗力；是主要产能营养素之一，为儿童生长发育提供关键能量来源。

主要食物来源：肉类、奶制品类、蛋类、豆类及豆制品等。

二、碳水化合物

碳水化合物给人体提供了 $55\% \sim 60\%$ 的热量，是人体主要的热量来源之一。平均每天 $300 \sim 400$ 克的主食，即可满足成人一天的碳水化合物需求。碳水化合物不仅是构成细胞和组织的重要物质，同时也参与许多重要的生命活动，比如节约体内蛋白质的使用、协助脂肪代谢及促进毒性物质在肝脏中代谢。

主要作用：提供和储藏能量；维持正常的神经功能；促进脂肪、蛋白质代谢。

主要食物来源：谷类、薯类、蔬菜、水果等。

并非所有的碳水化合物都可以被消化并转化为葡萄糖，纤维素就是难以消化的碳水化合物。纤维素虽然不能被人体吸收，但具有良好的清理肠道的作用，因此含有丰富纤维素的食物大多被视为健康食品。大量研究显示，食用高纤维食物有降低患肠癌、糖尿病和憩室疾病的可能性，而且不易出现或可以改善便秘现象。纤维素的主要食物来源：燕麦、小扁豆、蚕豆、植物种子、水果以及主食或轻微烹制的蔬菜。

三、脂肪

脂肪是人体内产能最高的物质，也是人体细胞和组织的一个重要结构组成成分。它被人体吸收后供给热量，其供给量是同等量蛋白质或碳水化合物供给能量的两倍左右。成人每日推荐脂肪摄入量占总能量摄入的 20%～30%，过多的脂肪摄入会引起超重、肥胖以及提升慢性病风险。

主要作用：提供能量；维持正常体重；保护内脏和关节；滋润皮肤；利于脂溶性维生素的吸收。

主要食物来源：动物的脂肪组织、肉类、坚果及植物的种子。

四、维生素

维生素是维持人体正常生理功能所必需的一类有机化合物。它们不提供能量，也不参与构成人体细胞，但在膳食中不可缺少。合理摄入维生素至关重要，须参照对应人群的参考摄入量或推荐量，如果某种维生素长期缺乏或不足，可引起代谢紊乱，以及出现病理状态而形成维生素缺乏症；反之，则会出现毒副作用，对身体产生不可逆转的危害。

维生素主要分为脂溶性维生素和水溶性维生素两大类。

（一）脂溶性维生素

脂溶性维生素包括维生素 A、维生素 D、维生素 E、维生素 K，可在体内大量贮存，主要贮存于肝脏，但过量摄入会引起中毒。

1. 维生素 A

主要作用：维持正常视力；促进骨骼和牙齿生长；提高免疫力；参与性激素的形成，提高繁殖力。

主要食物来源：黄绿色蔬菜、胡萝卜、番茄、蛋黄、木瓜、西瓜、哈密瓜及柑橘类水果等。

2. 维生素 D

主要作用：协助钙、磷的吸收与利用，帮助牙齿和骨骼正常发育，避免患骨质疏松症。

　　主要食物来源：动物肝脏、牛奶、鱼类、蛋黄及奶油等。

　　3. 维生素 E（生育酚）

　　主要作用：缓解细胞氧化；防止溶血性贫血；维持动物生殖机能；维持正常免疫功能。

　　主要食物来源：植物油、糙米、小麦胚芽、杏仁、核桃、南瓜子、大豆、蛋类、绿色蔬菜、海鲜等。

　　4. 维生素 K

　　主要作用：帮助伤口血液凝固；参与骨骼代谢；有利于心血管健康。

　　主要食物来源：豆类、绿色蔬菜、动物肝脏、鱼类等。

（二）水溶性维生素

　　水溶性维生素是能在水中溶解的一组维生素，是辅酶或辅基的组成部分，主要包括 B 族维生素和维生素 C 等。

　　1. 维生素 B_1（硫胺素）

　　主要作用：保持循环系统、消化系统、神经系统和肌肉特别是心肌的正常功能；调节胃肠蠕动。

　　主要食物来源：谷类、豆类、干果、动物内脏、瘦肉及禽蛋。

　　2. 维生素 B_2（核黄素）

　　主要作用：帮助碳水化合物、蛋白质和脂肪代谢；防止口角炎、贫血等症状。

　　主要食物来源：谷类、豆类、猪肝、肉类、蛋类、奶、绿色蔬菜、水果等。

　　3. 维生素 B_3（烟酸）

　　主要作用：参与能量及氨基酸的代谢，参与蛋白质等物质的转化以及调节葡萄糖代谢。

　　主要食物来源：动物的肝脏、肾脏及瘦肉、鱼类、坚果、乳制品和蛋等。

　　4. 维生素 B_9（叶酸）

　　主要作用：促进细胞增殖、组织生长和机体发育，参与机体不同物质代谢。

　　主要食物来源：动物肝脏、深绿色叶菜、酵母、坚果及豆类。

　　5. 维生素 B_{12}（钴胺素）

主要作用：促进细胞增殖和机体代谢；预防因维生素 B_{12} 缺乏而引起的恶性贫血及神经系统病变。

主要食物来源：鱼禽类、蛋类、动物肝脏、奶及奶制品和贝壳类等。

6. 维生素 C（抗坏血酸）

主要作用：抗氧化；提高机体免疫力；预防疾病；加速伤口愈合；帮助钙、磷吸收。

主要食物来源：蔬菜（如番茄）、柑橘类水果、葡萄、奇异果、樱桃等。

五、矿物质

矿物质包括常量元素和微量元素。虽然矿物质在细胞、人体中的含量很低，但也是参与人体代谢的必要物质。常量元素（如钾、钠、钙、镁、氯、磷和硫等）在人体内的含量大于体重的 0.01%。微量元素（如锌、铁、铜、硒、碘等）在人体内的含量小于体重的 0.01%。

1. 钾

主要作用：维持体内水分平衡；维持体内酸碱值的平衡。

主要食物来源：豆类（如黄豆、蚕豆、绿豆等）、冬菇、竹笋、海带、紫菜、花生、羊肉、鲤鱼等。

2. 钠

主要作用：维持细胞内液体的平衡；控制肌肉的反应；维持正常血压。

主要食物来源：海产品、腌制食物（如泡菜）、大多数蔬菜和某些水果等。

3. 钙

主要作用：是构成骨骼和牙齿的主要成分；参与血液凝固；维持神经系统健康；调节血压等。

主要食物来源：肉类、鱼类、骨头、奶及奶制品、坚果类、谷类、黄豆、人乳、深绿色蔬菜、虾类及蛋类等。

4. 镁

主要作用：构成骨骼的重要成分之一；调节生理机能。

主要食物来源：麦芽、坚果、葡萄干、绿叶蔬菜、山核桃、虾皮等。

5. 锌

主要作用：作为多种酶和特定蛋白质的组成成分，参与机体生化反应，促进生命早期生长、发育及参与维持机体健康状态。

主要食物来源：贝类海产品、红色肉类，动物内脏、干酪、虾、燕麦、花生酱及花生。

6. 铁

主要作用：构成血红蛋白，输送血液中的氧气；参与能量代谢和机体内生化反应。

主要食物来源：黑木耳、紫菜、豆腐皮、扁豆、芝麻酱、猪肝、芝麻、海参和虾米等。

六、水

水是"生命之源"，水占一个健康成年人体重的 60%～70%。建议人体每天的饮水量 1 300～1 700 毫升。水可以转运生命必需的各种物质、排除体内不需要或有毒的代谢产物；促进体内的一切化学反应；通过水分蒸发及汗液分泌，散发大量的热量来调节体温；对于关节、呼吸道及胃肠道均有良好的润滑作用。

主要作用：促进食物消化和吸收；维持体内液体循环及帮助排泄；调节体温；维持身体电解质平衡。

主要食物来源：水、动植物食物及加工类食物。

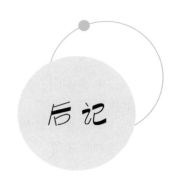

一份美好的礼物

吃得科学、吃得放心显然已不仅是一个事关个人健康的问题，而且成为全球关注的热点话题。作为农业科技工作者、科普志愿者，我们能做什么呢？

带着"愿你吃好"这个初心，我们编写了《愿你吃好：漫话从田园到舌尖的科学》这套丛书。这既是在完成我们的一个心愿，也是我们在"健康中国""大科普战略"背景下，为人们用心准备的一份礼物。

在前人研究的基础上，我们努力采用新形式为大家提供人人都用得上的饮食科普，这就是我们能做的，也是我们应该做的。因为我们的这个初心，这套丛书也换来了社会各界厚厚的"回礼"。

袁隆平、官春云、邹学校、刘少军、刘仲华、柏连阳等院士在百忙之中为本套丛书撰写了"院士导语"，印遇龙院士、单杨院士亲自编审。他们以严谨的科学态度和朴实的科学作风审视了本套丛书的权威性、科学性、实用性，让书中内容既诠释了"舌尖上"的味道，也解析了"舌尖上"的科学，为本套丛书的准确性和权威性提供了保障。

为了力求精品，打造一套"不只是满意"的实用科普作品，编委会在出版前期充分开展了调研，组织了3次新书策划研讨会，组织百位专家集体审核了十余次，汲取了社会各方反馈的宝贵意见，使该丛书抓住了人们关注的重点——实用性和可操作性。

特别要感谢的是，在新书出版之际，有一个特别的群体主动担任本套丛书的公益推广大使。他们是余小龙、刘果、王新明、邓春初、邓杰平、吴林云、杨东、李敖、刘荣东、彭斯文、谌建武、谌建章、陈丹、丁文格、余祖恩、胡向春、胡燎原、邓永春、樊凌风、燕学友、匡纯清、刘源、黄自然、肖振胜、吴磊、陈俊辉、张会春、童世琦、陈志丹、毛锐、夏富梅、伍春艳、戴乔生、李绪运、刘巧、刘龙和、胡洪亮、王源兴、刘辉、刘艳君、余德兴、黄购奇、周晴、傅海洋、毛高贤、陈久经、罗川、段洪锋、龙媛、屈楚文、李建军、陈生东、瞿勇、梅永发、郭正洋等，在此特别致谢！

　　最后，在成书的过程中，我们借鉴了许多优秀的科普作品，参考了大量科研文献，走访了一批科普基地，在此一并致谢。还要特别感谢中国农业出版社的精心编辑出版。

　　《愿你吃好：漫话从田园到舌尖的科学》致力于成为一份美好的礼物，请记得献给最爱的人。

　　愿你吃好！

编　者
2022 年 5 月

特　别　致　谢

岳麓山种业创新中心

湖南省科普作家协会

湖南省农产品质量安全协会

湖南省植物提取物协会

湖南省富硒生物产业协会

湖南省蔬菜协会

湖南省渔业协会

湖南省奶业协会

湖南省柑橘协会

湖南省猕猴桃产业协会

湖南省葡萄协会

湖南省中药材产业（联盟）协会

湖南省葛根协会

湖南省老科学技术工作者协会

湖南省微电影微视频艺术协会

湖南省沙画艺术协会

湖南新汇制药股份有限公司

湖南湘佳牧业股份有限公司

湖南平江县憨厚百姓农民合作社

湖南咚瓜冲文化旅游发展有限公司

湘约厨匠民间菜馆（南江店）

鸽王天下生态餐厅（平江店）

湖南驴友惠商务有限公司

实麓健康科技有限公司

湖南平江石牛寨景区

湖南新化三联峒景区

"湘约自然"科普研学基地

湖南佳信佰生物科技有限公司

长沙惠瑞特营养有限公司

（本丛书的出版策划和宣传推广得到以上单位和品牌的大力
支持，在此谨表衷心感谢！）

图书在版编目（CIP）数据

愿你吃好：漫话从田园到舌尖的科学 . 中 ／ 邓享棋，
尹杰，印遇龙编著 . —北京：中国农业出版社，2022.5（2022.9重印）
ISBN 978-7-109-29435-6

Ⅰ. ①愿… Ⅱ. ①邓… ②尹… ③印… Ⅲ. ①膳食营
养—基本知识 Ⅳ. ①R151.4

中国版本图书馆 CIP 数据核字（2022）第 084929 号

愿你吃好：漫话从田园到舌尖的科学（中）
YUANNI CHIHAO：MANHUA CONG TIANYUAN DAO
SHEJIAN DE KEXUE（ZHONG）

中国农业出版社出版
地址：北京市朝阳区麦子店街 18 号楼
邮编：100125
责任编辑：郭元建　　文字编辑：张　莹
版式设计：杨　婧　　责任校对：吴丽婷
印刷：北京通州皇家印刷厂
版次：2022 年 5 月第 1 版
印次：2022 年 9 月北京第 2 次印刷
发行：新华书店北京发行所
开本：720mm×960mm　1/16
印张：10.75
字数：160 千字
定价：56.00 元